# Alessandra te lo cuenta todo

Alessandra Rampolla

# Alessandra te lo cuenta todo



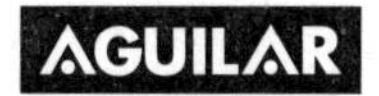

Primera edición: agosto de 2018



Adaptación del diseño de cubierta de Raquel Cané: Penguin Random House Grupo Editorial
Foto de la autora: gentileza Laboratorios ELEA

www.megustaleerenespanol.com



ISBN: 978-1-947783-88-1

Impreso en Estados Unidos – *Printed in USA*

Penguin
Random House
Grupo Editorial

*Este libro es para cada uno de ustedes, mis seguidores. Gracias por acompañarme en el camino y regalarme tanto amor y buena onda siempre. Los amo. Bendecida soy.*

# Índice

SEGUNDA PARTE

EL SEXO EN CADA ETAPA DE LA VIDA

## Tercera parte
## Educación sexual para tus hijos

# Prólogo

Queridos lectores,

Cuando publiqué mi primer libro, *Sexo... ¡¿y ahora qué hago?!*, en abril de 2006, comencé contándoles que siento profundamente que soy sexóloga por vocación. A eso ahora me atrevo a añadirle que también soy comunicadora por vocación. En aquel entonces expliqué que "una de las grandes labores que tengo que realizar y desarrollar en esta vida es la de fomentar una sexualidad libre, cómoda, placentera y responsable para todos". La verdad es que en estos últimos quince años de carrera mediática, once desde aquella primera publicación, mi interés por el profundo entendimiento y la invitación a un diálogo claro, adulto y abierto respecto de la compleja y fascinante expresión sexual humana siempre se mantuvo intacto. Lo que no se ha mantenido tan intacto es el mundo cambiante en el que vivimos.

Empezando con el desarrollo tecnológico ultravertiginoso de los últimos años, que hace de nuestro mundo uno ahora plagado de redes sociales que nos proveen una facilidad de conectar y comunicarnos de maneras nunca antes vistas, hasta los avances que hemos logrado en tantas largas luchas por la integración de derechos civiles para todos los seres humanos independientemente de su identidad de género y/o de su orientación sexual, el mundo de hoy no es el de 2006. ¡El matrimonio gay es legal HOY en varios países de las Américas, como Argentina, Brasil, Uruguay, Estados Unidos, Puerto Rico, Colombia y México! ¡Enhorabuena! ☺ Eso nada más cambia mucho en el contexto social de la región, que va condimentando y de a poquito va alterando cómo definimos, entendemos y vivimos ciertos temas desde la nueva perspectiva social. Ni hablar de cómo nos relacionamos, cómo nos elegimos, con cuánto desprejuicio nos aceptamos y hasta cómo nos amamos.

No podemos tapar el cielo con la mano. Somos seres sociales a la vez que sexuales, ¡y nuestra expresión sexual se da dentro del contexto de la sociedad que vamos construyendo! Entonces, mantenernos al pulso de la discusión del mundo que enfrentamos hoy requiere, por supuesto, que revisemos y refresquemos ciertos temas y sumemos otros a la charla.

Ya son muchos años de trabajar juntos por lograr una conversación libre, clara, adulta y abierta sobre nuestra sexualidad, y durante todos ellos he tenido la bendición de poder educar a tantos, difundiendo información que me parece muy valiosa y necesaria través de medios masivos de comunicación en toda la región. Ahora toca actualizar.

Cuando decidí encarar el reto de preparar este libro para ustedes, lo primero que hice fue echarle un vistazo a mi obra editorial hasta el momento, mis cuatro libros publicados: *Sexo... ¡¿y ahora qué hago?!*, *La diosa erótica*, *Sexo... ¡¿y ahora qué digo?!* y *Juntos y revueltos, ¿para siempre?* Encontré que algunos temas hoy quedan antiguos o incompletos para mi gusto, y que otros varios nunca figuraron en los originales. Así que decidí editar, actualizar y sumar, para traerlos al presente y contarles de todo.

*Alessandra te lo cuenta todo* recoge lo mejor de mi obra a lo largo de mi carrera y, además, presenta nuevos e interesantes temas a explorar para mejor manejarnos en el mundo erótico de hoy, ya sea de manera individual o en pareja. El conocimiento es poder, y mi intención es hacer de todos ustedes seres poderosos en su capacidad de amar y expresar amor, lujuria, deseo y pasión, desde el lugar y en la manera particular que naturalmente se da para cada cual, manteniendo una actitud de inclusión, aceptación y celebración de todas las diferencias que nos hacen únicos.

En este libro van a encontrar la información y las recomendaciones justas para conocerse bien y vivir una sexualidad propia cómoda, libre, saludable y siempre sexy. Es un libro total, que abarca incluso el entendimiento y el despertar sexual en el transcurso de la vida, apuntando además a particulares características y situaciones típicamente encaradas por distintos grupos etarios. Abordamos una gran variedad de temas importantes de la vida en pareja, como la maternidad (tanto en relaciones heterosexuales como en la pareja homosexual), la llegada de los hijos, disparidad de edades, rutina e infidelidades. En términos de lo rico y divertido, los temas pasan desde el pleno disfrute a solas hasta la intensa conexión en pareja o el festival erótico que pueden proveer un trío, un intercambio o, incluso, una orgía.

Espero que reciban esta lectura con el amor y el entusiasmo que junto a un increíble equipo editorial preparé para ustedes. Que logren sentirse empoderados en sí mismos, que se amen libremente para poder entonces amar a otros, que se cuiden y se respeten y realmente la pasen divino. Que el sexo se convierta en un importante y mágico pilar de calidad de vida para todos, allí siempre para contener, apapuchar, encender, expresar, canalizar, amar, relajar, crecer, trascender y conectar con uno mismo, con el otro y con el universo. ¿Cómo? Ya verán, se los cuento todo. ☺

Con mucho amor siempre,

Alessandra

*Primera parte*

# CONOCER, EXPLORAR, DISFRUTAR

# El cuerpo

Cuando hablamos sobre el cuerpo humano y su relación con el placer, casi siempre pensamos de manera automática en genitales. Por fortuna, el placer puede originarse prácticamente en cualquier parte del cuerpo, convirtiéndolo en un "gran lienzo" para el goce erótico.

Si queremos disfrutar a pleno de la actividad sexual es imprescindible que conozcamos amplia y detalladamente cada rinconcito de nuestro cuerpo. Desde aquellas áreas específicas que al ser acariciadas nos producen sensaciones deliciosas, hasta el funcionamiento de aquellas otras que tal vez no conocemos muy bien. La adquisición de conocimiento sobre nuestro propio cuerpo nos ayuda a sentirnos más cómodos con él, aumenta nuestra autoestima sexual y genera la posibilidad de una buena comunicación con la pareja, puesto que podremos decirle qué partes tocar, exactamente cómo tocarlas y lo exquisito que se siente cuando son acariciadas.

En este capítulo, haremos un repaso de las zonas erógenas: aquellas partes del cuerpo que, al ser estimuladas, generalmente tienen la capacidad de producir escalofríos, provocar piel de gallina, aumentar nuestra temperatura y, en esencia, matarnos de placer. Además, profundizaremos en los genitales, tanto internos como externos, de manera que podamos identificar qué es cada cosa, para qué sirve y cómo nos puede proporcionar el mayor placer.

En el mejor de los casos, esta información servirá como mapa de exploración. Mi recomendación es que primero nos estudiemos y nos conozcamos bien nosotras mismas, para luego poder compartir esos saberes con la pareja. En fin, el conocimiento de nuestra pareja sobre nuestro cuerpo y nuestra reacción a los distintos estímulos sumará a las futuras experiencias eróticas compartidas.

### CUERO CABELLUDO

Las caricias concentradas en el cabello y el cuero cabelludo pueden ayudar mucho a la relajación y a liberar tensiones —¿no te fascina esa sensación de relax que se genera cuando te lavan el pelo en la peluquería?—, particularmente al comienzo de la relación sexual. La relajación es esencial para que se pueda generar buena tensión sexual en el cuerpo y para que el ciclo de respuesta sexual funcione adecuadamente. Un masajito craneal es una excelente manera de ir calentando los motores de la excitación.

### OREJAS

El lóbulo de la oreja (los cuajitos, en buen boricua), la zona detrás de las orejas y el pabellón auricular adquieren mayor sensibilidad a medida que la persona va excitándose, y resultan muy receptivos a la estimulación oral como prólogo a la excitación. Es una de las zonas erógenas más populares.

### OJOS

Besitos suaves sobre los ojos cerrados estimulan los nervios parasimpáticos de los párpados, produciendo una relajación que hace más sensible la relación sexual.

BOCA Y LENGUA

Por otra parte, no debemos olvidar la boca y la lengua como zonas de gran erotismo. La sensibilidad de los labios también aumenta con la excitación, volviéndose muy sensibles al roce y la caricia de otros labios. ¡Los besos no son sólo para comenzar la relación! Ayudan constantemente en los juegos sexuales. La lengua, que permite agregar a los juegos calor y humedad de alto contenido erótico, sola o combinada con labios y dedos, es normalmente el órgano que mejor estimulación provee a cualquier parte del cuerpo, así como también una excelente receptora de sensaciones.

CUELLO Y HOMBROS

El cuello, en particular la nuca, brinda deliciosos escalofríos al ser estimulado, ya sea de manera manual u oral. Las caricias en esta parte del cuerpo resultan, además, sumamente eróticas por el abandono que representa el dejar caer la cabeza para recibirlas.

ZONA AXILAR

La zona axilar y la cara interna del antebrazo son áreas en las que la estimulación manual suave puede resultar muy placentera. La zona axilar, en particular, requiere un cuidado muy especial, ¡atención con las cosquillas! Si nos excedemos, puede desvanecerse el deseo.

DEDOS

La receptividad nerviosa de los dedos permite sentir las texturas, formas y rugosidades de las cosas. Esta sensibilidad los convierte en uno de los mejores medios para estimular y explorar el cuerpo de la pareja. Muchas personas, además, disfrutan de la estimulación oral de los dedos, así como de la imagen visual erótica que se crea mientras la pareja coloca deditos propios o ajenos en su boca.

CINTURA Y CADERAS

Caricias suaves también son maravillosas para recorrer el costado, la cintura y las caderas de la pareja. La estimulación que se produce suele ser de intensidad baja o media, pero al ser combinada con otras más potentes, provoca riquísimos resultados.

ESPALDA

A los lados de la columna vertebral tenemos una serie de nervios que pueden estimularse muy efectivamente de forma manual u oral. Se recomienda que dicha estimulación sea subiendo y bajando a lo largo de la espina dorsal. La parte baja de la espalda, en particular, resulta especialmente sensible para muchas personas.

SENOS

Independientemente de su tamaño, los senos son muy sensibles a todo tipo de estimulación, ya que están repletos de terminaciones nerviosas. El pezón y la areola, en particular, son las partes más excitables del seno y responden muy favorablemente tanto a estimulaciones manuales como orales, de variable intensidad.

VIENTRE BAJO

Por su cercanía al área genital, el vientre bajo —espacio entre el ombligo y el monte de Venus— resulta una zona muy sensible y erótica para acariciar. Una vez más, el tipo de caricia adecuada para generar sensaciones placenteras en una mujer es muy particular. Algunas prefieren un contacto suave, mientras que otras incluso disfrutan la sensación de que se presione un poco sobre la zona.

### MONTE DE VENUS

El monte de Venus es como una almohadilla de tejido graso que protege el hueso púbico, y marca el comienzo geográfico oficial de la vulva. La vulva se extiende desde el pubis hasta la unión de los labios mayores en el perineo. El monte de Venus generalmente está recubierto por vello púbico y tiene una alta concentración de terminaciones nerviosas, haciéndolo muy sensible a distintos tipos de caricias.

### LABIOS MAYORES

Los labios mayores, o labios externos, son dos grandes pliegues de piel que suelen estar recubiertos de vello púbico y se prolongan desde el monte de Venus hasta casi el perineo. Tienen la función de proteger a la vagina de infecciones, pero también son altamente sensibles. Cuando nos excitamos, los labios mayores se hinchan levemente, provocando mayor sensibilidad en el área.

### LABIOS MENORES

Utilizando suavemente los dedos, podemos separar los labios mayores y descubrir los labios menores. Estos dos pliegues de piel son más pequeños que los labios mayores y, estéticamente, representan la principal variedad entre una vulva y otra. Por ejemplo, algunos labios menores son flaquitos y otros mulliditos, algunos lisos y otros arrugaditos, algunos son largos y se extienden incluso fuera de los labios mayores mientras que otros son cortitos, y algunos son simétricos versus otros asimétricos. Es también en los labios menores que vemos el mayor despliegue de variedad en la coloración de la vulva, en una gama que se extiende desde el rosado pálido hasta el negro. Es importante tener en cuenta que todas estas variantes estéticas son absolutamente normales y no influyen en la capacidad de placer que proveen estos labios.

Los labios menores responden muy favorablemente a caricias suaves, haloncitos, estimulaciones orales y roces. Su zona más sensitiva se halla en su parte superior, donde ambos labios se unen justo debajo del clítoris formando el frenillo de éste. Para la gran mayoría de las mujeres, las caricias suaves y delicadas sobre el frenillo del clítoris proveen muy intensas sensaciones de placer.

## CLÍTORIS

En la zona donde se unen los labios menores, en la parte superior, encontramos el clítoris, junto con su capuchón. El clítoris es un órgano sumamente sensible cuya única función es proporcionar placer sexual a la mujer... una verdadera joya. Para que se hagan una idea, el clítoris tiene el doble de terminaciones nerviosas (¡unas 8000!) que el glande del pene, que contiene alrededor de 4000, y es, a su vez, derivado del mismo material embriónico, siendo el equivalente funcional del miembro masculino. El clítoris es, nada más y nada menos, la fuente principal de placer sexual en el cuerpo de la mujer. Aunque a simple vista es un órgano pequeño, el clítoris primordialmente tiene una estructura interna, cuyas ramificaciones se extienden sobre la pared anterior de la vagina y alrededor de la uretra. Además, al excitarse prácticamente se duplica su tamaño interno, provocando así que se contraiga y achique el canal vaginal y, como consecuencia, se incremente el placer derivado de la penetración vaginal.

Al ser un órgano pequeño en tamaño con una altísima concentración de terminaciones nerviosas —lo que le otorga una sensibilidad muy elevada—, el tipo de caricias preferidas por una mujer es muy variable. Algunas encuentran que la estimulación directa al clítoris es simplemente demasiado intensa; tanto así que acariciarlo puede resultarles incluso doloroso. Para otras, nada más delicioso que un contacto directo y continuo sobre el clítoris. Para estas variantes en gustos y preferencias, el capuchón del clítoris resulta una herramienta muy provechosa, ya que puede halarse hacia atrás para descubrirlo en su totalidad y llegar a esa caricia ultradirecta, o mantenerse cubriendo el clítoris para disminuir la intensidad de la sensación. Los labios menores también son grandes aliados de aquellas mujeres hipersensibles en el clítoris, ya que con un simple haloncito se logra estimularlo indirectamente.

Las caricias manuales son las más populares, y las orales suelen ser las preferidas para el placer clitoridiano. Ambas se intensifican y provocan aún más placer cuando proveen humedad y lubricación al clítoris, cosa que sucede naturalmente en la estimulación oral. El roce y la frotación también tienen su cantidad significativa de seguidoras.

### APERTURA URETRAL

Bajando desde el clítoris hacia la apertura de la vagina se encuentra el pequeño orificio por el que se expulsa la orina a través de la uretra, la apertura uretral. Muchas personas no saben que ésta también contiene interesantes terminaciones nerviosas que la hacen muy sensible al tacto. Sin embargo, su capacidad erótica generalmente se logra por medio de la estimulación indirecta que se recibe al acariciar la vulva en su totalidad.

### APERTURA VAGINAL

Justamente debajo de la apertura uretral hallamos la vaginal, donde comienzan los genitales internos. La apertura vaginal es ampliamente reconocible por ser el único orificio en la vulva cuyo tamaño permitiría una penetración importante (dedos, pene, juguetes).

### HIMEN

En la entrada de la vagina puede encontrarse el himen, una membrana culturalmente muy asociada a la virginidad, pero que en realidad no tiene nada que ver con ésta. Hago la salvedad de que "puede" encontrarse el himen, porque no todas las mujeres tienen himen. Algunas nacen sin él, mientras que en otras mujeres esta delicada membrana de tejido puede haberse desgarrado en algún momento de la niñez o la adolescencia, previamente a su incursión en la actividad sexual en pareja, debido a algún movimiento brusco, ejercicios físicos o un golpe. Por lo tanto, habiendo tantas causas que expliquen por qué no siempre existe un himen intacto en cada mujer, no podemos asumir que la falta de éste significa que la mujer ha experimentado una penetración vaginal.

VAGINA

La vagina es una especie de conducto de paredes musculares; una cavidad de gran elasticidad. Por esta cavidad el cuerpo libera el sangrado menstrual, se penetra en una relación sexual tradicional y pasa un bebé en un parto natural. Cuando el cuerpo se excita, la vagina es la encargada de lubricar la vulva, en un proceso similar al de la sudoración. Teniendo responsabilidades tan importantes como la lubricación y la posibilidad de la penetración, vemos cómo la vagina se convierte en una parte principal de la genitalia femenina.

Sin embargo, la vagina es prácticamente insensible. El placer derivado de su estimulación más bien proviene de su tercio externo, donde unas terminaciones sensitivas pueden provocar una gran excitación si se estimulan adecuadamente y, en una penetración, mediante la sensación de llenura y la presión que se ejerce en el aparato genital femenino. Para tomar ventaja de las leves sensaciones que sí puede provocar la estimulación vaginal, es importante generar fricción con sus paredes en ese tercio externo del canal vaginal. En el resto de la vagina, sin embargo, no hay este tipo de terminaciones nerviosas, por lo que es prácticamente insensible.

PUNTO G

El tejido vaginal, generalmente liso al tacto, cambia de textura cuando se produce estimulación en el área conocida como punto G. Éste se encuentra en la pared anterior, aproximadamente unos cinco centímetros dentro de la vagina, y produce intensas sensaciones de placer para algunas mujeres. El punto G no es la fuente principal de placer en el cuerpo femenino. Ese galardón ya se lo llevó el clítoris. Sin embargo, sí es una alternativa para el placer erótico de algunas mujeres.

GENITALIA INTERNA FEMENINA

Me parece importante que conozcamos nuestra genitalia en su totalidad, y aunque las partes que mencionaré a continuación no se pueden estimular en una relación erótica, sí integran el aparato genital. Así que, por mero conocimiento, les comento que al final del conducto vaginal, cerrando la vagina, está el cuello del útero, también denominado cérvix, y que sólo es visible con aparatos especiales. Luego continúa el útero, un órgano hueco situado sobre la vejiga urinaria y el recto. Las paredes del útero también son muy elásticas (en su interior nos desarrollamos durante los nueve meses de la gestación) y están recubiertas de una mucosa llamada endometrio, un tejido especial que permite el anidamiento del embrión cuando se ha fecundado un óvulo.

En los extremos superiores del útero, en la parte ancha, encontramos las trompas de Falopio, dos conductos muy finos, que llegan hasta los ovarios. La única función de las trompas es reproductiva: el óvulo caerá en ellas desde los ovarios y se encontrará allí con el espermatozoide. Una vez fecundado el óvulo, las trompas lo transportarán hasta el útero. Los ovarios se encuentran a ambos lados de las trompas, se asemejan en forma y tamaño a una almendra, y dentro de ellos hay miles de folículos. Cada mes, en mujeres en edad fértil, crecerá uno de estos folículos hasta la mitad del ciclo, momento en que se romperá para liberar al óvulo, proceso que se llama ovulación.

### EL PENE

El pene es el órgano principal de la anatomía sexual masculina. Se trata de un órgano cilíndrico que se divide exteriormente entre el cuerpo o tronco del pene, y su cabeza o glande. El tronco se extiende desde la punta del pene hasta su base, donde se conecta con el abdomen. Está compuesto por tres órganos eréctiles. El cuerpo esponjoso está situado en la parte inferior del pene y se extiende alrededor de la uretra. Los dos cuerpos cavernosos, por el contrario, se encuentran en la parte superior del pene y se extienden hasta el glande. Son éstos, precisamente, los que el cuerpo irriga de sangre para generar una erección. En el glande se ubica la apertura o meato uretral, por donde se expiden el líquido preeyaculatorio, el semen y la orina. Esta parte supersensible de la anatomía sexual masculina está recubierta por el prepucio, una capa de piel que lo protege. Durante la erección del pene, el prepucio se retrae y permite que el glande pueda estimularse directamente para su máximo placer y disfrute orgásmico. En su parte inferior, el glande está unido al prepucio por medio de un fino pliegue de tejido conocido como frenillo. Para muchos hombres, la estimulación al frenillo resulta particularmente deliciosa.

### BOLSA ESCROTAL

El escroto es una "bolsa" de piel fina, arrugada, flexible, de color oscuro y cubierta de vello púbico que cuelga debajo del pene y contiene los testículos, el epidídimo y parte de los conductos deferentes. La función principal de la bolsa escrotal tiene que ver con mantener la temperatura ideal para la formación saludable de espermatozoides, acercando o alejando a los testículos del cuerpo según sea necesario para llegar a la temperatura adecuada.

### TESTÍCULOS

Los testículos son dos glándulas ovaladas del tamaño aproximado de una ciruela que se forman en la cavidad abdominal del feto masculino y, poco antes del nacimiento, migran a la bolsa escrotal. Allí se ubican uno a la izquierda y otro a la derecha, cada uno con su correspondiente epidídimo. Los testículos no sólo son importantes para la fertilidad masculina sino que, como glándula sexual, también producen hormonas sexuales masculinas, principalmente testosterona. En la mayoría de los hombres, el testículo izquierdo tiende a colgar un tanto más que el derecho.

### EPIDÍDIMO

El epidídimo es un tubo largo y estrecho que conecta los testículos con los vasos deferentes por los que circula el semen con los espermatozoides. Está enrollado sobre sí mismo en la parte posterior del testículo. En él se acumulan los espermatozoides, donde maduran hasta que salen del órgano masculino para ser expulsados junto al semen en el momento de la eyaculación.

### CONDUCTO DEFERENTE

El conducto deferente, *vas deferens* o vaso deferente es un conducto largo y angosto que, durante la eyaculación, impulsa los espermatozoides desde el epidídimo hacia la uretra. Hay dos, uno conectado a cada epidídimo. Como los conductos deferentes pasan inicialmente por dentro del escroto, que cuelga en el exterior del cuerpo, pueden ser cortados y ligados mediante un procedimiento quirúrgico anticonceptivo mínimamente invasivo conocido como vasectomía.

VESÍCULAS SEMINALES

Las vesículas seminales son dos órganos pequeños situados detrás de la vejiga que segregan un fluido alcalino rico en proteínas en el conducto deferente, permitiendo movilidad y energía para el transporte de espermatozoides en el semen.

PRÓSTATA (PUNTO G MASCULINO)

La próstata es una glándula firme, redonda y del tamaño aproximado de una nuez que rodea la uretra del hombre por debajo de la vejiga, enfrente del recto, y está atravesada por la uretra. Su función principal es segregar un líquido blancuzco y viscoso que influye en la capacidad de movimiento de los espermatozoides, proporciona al semen su típico olor, y nutre y protege a los espermatozoides contenidos en el semen.

Desde la perspectiva erótica, la estimulación prostática resulta altamente placentera para muchísimos hombres. La próstata es sensible a la presión o al tacto, por lo que acariciarla directamente resulta en potentes orgasmos para aquellos hombres que lo permiten. Su estimulación directa requiere que el ano se penetre, lo que resulta en rechazo por muchos hombres, en especial si son machistas u homofóbicos. Una alternativa de estimulación indirecta a la próstata la provee el perineo.

PERINEO

La zona que se extiende entre los genitales y el ano, mejor conocida como el perineo, es también un área de alta sensibilidad y erotismo. Resulta receptivo tanto a caricias manuales como orales. Para algunas mujeres, la cercanía del perineo al ano trae consigo un componente psicológico de gran placer erótico puesto que el ano es, sin duda, el área de mayor tabú sexual en la genitalia.

## ANO

El ano, a pesar de ser una zona socialmente "prohibida" en relación con la sexualidad humana, provee una excelente plataforma orgásmica al ser estimulado. Es una parte del cuerpo con una alta concentración de terminaciones nerviosas, lo que la hace muy receptiva a todo tipo de caricias, tanto manuales como orales y de penetración.

## NALGAS

Las pompis son muy sensibles al tacto y resultan una zona altamente erótica para muchas personas. Es una parte del cuerpo que, al ser bastante mullidita, puede fácilmente soportar no sólo caricias leves y suaves, sino algunas otras más intensas como apretones, mordiscos y nalgadas. El área sobre la base de la espina dorsal, donde comienzan las nalgas, y el pliegue donde justo éstas se conectan con los muslos son zonas particularmente sensibles a la estimulación erótica.

## MUSLOS

El contacto con la parte interna de los muslos, dada su cercanía a los genitales, resulta sumamente estimulante en los juegos sexuales.

## PIES

Los pies, por otra parte, también suelen proveer gran placer al ser tocados, masajeados, besados, chupados o lamidos. Con ellos, al igual que con otras partes anteriormente mencionadas, es menester cuidarnos de las cosquillas.

## PIEL

En esencia, cualquier parte del cuerpo que está cubierta de piel tiene el potencial de convertirse en una zona erógena, ya que la piel completa está colmada de terminaciones nerviosas que responden muy favorablemente a caricias, masajes, succión, besos, texturas y temperaturas variantes. Si a esa estimulación se le agrega el componente psicológico de una situación erótica y excitante, aumenta aún más el potencial que tiene nuestro cuerpo de hacernos experimentar deliciosas y vibrantes sensaciones.

# Los sentidos

Muy a menudo confundimos los conceptos de sensualidad y sexualidad. Una experiencia sensual no es necesariamente erótica ni sexual. Sin embargo, las mejores experiencias sexuales son aquellas que, a su vez, son sensuales; o sea, que dan protagonismo a estímulos sensoriales. La sensualidad sexy tiene que ver con aquellas acciones por medio de las cuales se estimulan los sentidos provocando excitación o generando placer a través de alguno de ellos. El concepto de que la experiencia erótica sexual se vea grandemente fortalecida al ser también sensual requiere que prestes especial atención y que te enfoques en el placer que puedes obtener a través de la estimulación de determinados sentidos. Verás que es la manera más fácil de impartir variedad a la relación sexual en pareja. Para romper la rutina y mantener la cosa *fresh* lo mejor que puedes hacer es variar la intensidad o el enfoque a través de una experiencia sensual erótica. Estarás pensando "OK, Alessandra... suena todo muy bonito, pero ¿cómo lo hago?". Te diría que pienses en tus cinco sentidos y que te hagas la siguiente pregunta: ¿de qué manera puedo estimular mis sentidos para que éstos me ayuden a generar nuevas, variadas y enriquecedoras experiencias eróticas? A ver, ¿se te ocurre algo?

Más adelante revisaremos juegos específicos para ejercitar los cinco sentidos, pero por el momento hagamos una aproximación general:

## LA VISTA

El sentido visual se caracteriza por su hipersensibilidad a cualquier estímulo agradable que reciba. Mirar un cuerpo desnudo o semidesnudo erotiza muchísimo. Es por eso que el uso de lencería históricamente ha sido una herramienta superfavorable para la seducción. Esto es especialmente cierto en el caso de los hombres, ya que la lencería femenina está mucho más desarrollada que la masculina y a ellos les excita muchísimo todo aquello que entra por los ojos.

El estímulo visual sirve de herramienta o soporte en la actividad sexual. En cualquier momento del acto sexual se pueden incluir estímulos visuales adicionales. Digo adicionales porque la visión de los cuerpos desnudos ya tiene una carga erótica de peso. No necesariamente deben ser cosas muy sofisticadas. Pueden ser sencillas, como cambiar la iluminación, por ejemplo.

La idea es poder introducir variantes que estimulen un sentido en particular, de manera que cambie el enfoque habitual y se puedan crear nuevas vivencias eróticas, combatiendo así la rutina y haciendo de la experiencia algo verdaderamente sensual.

## EL OLFATO

El olfato es uno de los sentidos más importantes, más ricos y, desafortunadamente, más olvidado. ¡La gente responde mucho y muy bien a los estímulos olfativos! Determinadas fragancias pueden llevarte a recordar momentos; te transportan, te permiten viajar con tu fantasía, con tu cabeza... Todos asociamos olores con ciertos momentos, personas o lugares. Es por eso que este sentido tiene una fuerza muy grande y muy evocadora, ¡y provocadora! El olfato provee una erotización muy intensa. Por ese motivo los perfumes funcionan tan bien. Hay esencias que tradicionalmente se incluyen en las mezclas de casi todas las fragancias, porque se sabe que despiertan algo en el otro.

El olor a sexo también es superestimulante: el olor a pene, a secreciones, a testículos, a vulva... son olores que tienen una peculiaridad muy interesante y para muchas personas resultan fuertemente afrodisíacos. ¡No dejen de estimular sus olfatos!

### EL TACTO

Vaya si este sentido es importante. Aquí entran en juego las caricias, los roces, los masajes... Para mí, el tacto es indudablemente uno de los más deliciosos. Dentro de la relación sexual, para impartir variedad y prestar especial atención a la estimulación táctil, habitualmente recomiendo el juego de temperaturas.

### EL OÍDO

Los sonidos también pueden provocar muchísimo erotismo y, a su vez, impartir gran variedad a la actividad sexual. Piénsalo un chin... una linda musiquita de fondo en cualquier actividad sexual puede sumarle mucho al clima. Ya sea música romántica, erótica, un rock duro para una velada más subidita de tono o una sexy bossa nova para una tarde de domingo, su elección depende del tipo de experiencia que tienes ganas de tener y del tipo de persona que eres. Música al estilo de Enigma, con ritmos de percusión repetitivos que simulan incluso los latidos del corazón, sin duda da pie a la excitación y el erotismo. Por otra parte, alguna cancioncita romántica tiñe de manera MUY distinta la experiencia sexual. La música tiene la capacidad de generar diferentes climas, llevándote de uno a otro con mucha facilidad. Todo depende de aquello que en determinado momento estés buscando.

Además de la música que, como ya mencionamos, puede ayudar muchísimo en la variedad de tu experiencia sexual, los gemidos también son superimportantes. Aunque parezca extraño, la verdad es que a muchas personas les avergüenza expresar su placer mediante gemidos. Tal vez te sientas, incluso, un poco tonta al gemir... pero debes siempre pensar que estas expresiones funcionan para ambas personas: para ti, que gimes porque tienes un propio registro de lo que estás experimentando, y para tu pareja porque tiene un registro de lo que tú estás disfrutando.

EL GUSTO

¿Se te había ocurrido que el gusto no es sólo para que disfrutes durante las comidas? Agrega a tus relaciones sexuales algo que les dé un rico y distinto gustito. Puede ser algún alimento, como la clásica crema batida, el chocolate o un bañito de champagne. ¿Embarre total? ¡Seguramente! Pero yo le añadiría DIVERTIDO a esta definición.

Acá también se hace muy entretenido experimentar con aceites o lubricantes saborizados, así como todo tipo de juguetes con diferentes sabores que puedes encontrar en un sex shop (piensa en las tanguitas de dulce o esas que se te derriten en la boca...), todos diseñados para enaltecer tu experiencia sexual por medio de la estimulación de tu sentido del gusto.

EL SEXTO SENTIDO: LA IMAGINACIÓN

Todas estas ideas que venimos comentando pueden servirte para potenciar nuestro sexto sentido: ¡la imaginación! El ser humano necesita la variedad y el cambio para mantenerse interesado, para despertar su deseo, evolucionar y, básicamente, para no aburrirse. Si no fantaseamos, si no hacemos uso del famoso "cerebrito", de nuestra creatividad y de nuestro ingenio, no tendremos deseo sexual... y sin deseo, no hay acción. La imaginación y los pensamientos eróticos nos ayudan a ser más ingeniosos a la hora del sexo y nos alejan de la posibilidad de caer en la rutina. Dale rienda suelta a tu mente, y verás cómo tu sexto sentido te llevará a tener un mejor y mucho más placentero manejo de tu sexualidad.

# Orgasmos

## ¿Cómo se puede saber que una mujer ha llegado al orgasmo?

"Un cosquilleo"; "una pequeña muerte"; "un ataque epiléptico"; "sublime pérdida de conciencia"; "tortura exquisita"... éstas son algunas de las maneras en que he escuchado a mujeres describir sus experiencias orgásmicas. Pero más allá de las distintas vivencias y opiniones personales, ¿qué es en realidad? ¿Cómo podemos saber con certeza que alguien está teniendo una experiencia orgásmica?

El orgasmo es, científicamente hablando, la liberación física de la tensión sexual que se genera en el cuerpo durante la excitación y la meseta sexual, fases que se caracterizan, entre otras varias evidencias físicas, por la lubricación vaginal, la hinchazón de la vulva, la alteración del ritmo respiratorio y las palpitaciones rápidas. Esta liberación física viene acompañada de contracciones rítmicas del útero y los músculos pubococcígeos (músculos que rodean la vagina y el ano), que varían en su intensidad y provocan profundas sensaciones de placer, seguidas de una relajación muy particular. Estas contracciones rítmicas musculares que vienen acompañadas de mucho placer son el tip oficial de que se está experimentando un orgasmo.

Como podrás ver, al contrario de lo que te han dicho hasta el momento, el cuerpo femenino sí pasa por unos procesos particulares específicos que definen su respuesta orgásmica. Aun así, las sensaciones pueden ser descritas de diversas maneras. Sin embargo, cabe destacar que cuando una mujer tiene un orgasmo desaparece la necesidad de definirlo y tratar de entender cómo se siente porque la experiencia orgásmica, simplemente, es inconfundible.

La respiración es un factor superimportante en la calidad orgásmica de cualquier persona. Tanto es así, que uno de los truquitos más efectivos para acelerar un orgasmo es precisamente manejando la respiración correctamente. Verás, la mayor parte de las personas aguantan su respiración a medida que se van excitando sexualmente, básicamente creando tensión hasta que llegue el momento liberador del clímax. En esos casos la respiración es poca y llanita.

Para tener orgasmos más intensos, la respiración debe ser más completa y profunda. Si respiras hondo, lenta y deliberadamente, sentirás cómo la energía sexual corre por todo tu cuerpo. También te darás cuenta de que puedes ayudarte tú misma a precipitar tu respuesta orgásmica manejando la respiración en coordinación con tu excitación sexual. Esta técnica se utiliza a menudo para experimentar con orgasmos de cuerpo completo.

Estar en una relación sentimental que te llena y te nutre tanto física como emocionalmente es, en efecto, el contexto en el que una persona podrá sentir mucho más fácilmente la seguridad necesaria para experimentar y disfrutar a pleno del placer sexual. Estas experiencias se hacen aun más especiales y significativas al ser compartidas con alguien a quien queremos.

Existen muchas razones por las que una persona que por lo general responde con facilidad orgásmicamente puede dejar de hacerlo. Algo tan sencillo como la ingesta de algún nuevo medicamento puede estar afectando tu respuesta sexual. Alteraciones en los niveles hormonales, cambios de estilo de vida, estrés profesional, preocupaciones monetarias, intranquilidad sobre la relación sentimental, incomodidad con algún aspecto de la sexualidad y depresión son otras posibilidades que se suman. Así como cambios en el nivel del mar, la gravedad y la alineación de los planetas... No somos máquinas, sino seres humanos, y por lo tanto no vamos a responder de la misma manera cada vez que nos tocan los mismos botones. No debemos pretender que porque generalmente mi cuerpo responde de X o Y manera, siempre lo hará. Es normal no tener siempre un orgasmo. El hecho de no tener un orgasmo unas veces ¡no quiere decir que jamás vayas a poder volver a tenerlo! Pero si esto se convierte en un tema, la situación se dificulta.

Un error común que cometemos muchas personas es trazarnos metas dentro de nuestras relaciones sexuales. No es poco usual ver que tenemos expectativas específicas sobre cómo debe desarrollarse la actividad sexual y cuáles deben ser sus resultados. Estas metas a menudo no hacen más que frustrar, pues generan ansiedad en la persona. Básicamente, si estás pendiente de tu orgasmo, de si hoy lo vas a tener o no, aumenta drásticamente la posibilidad de que NO lo tengas. Por lo tanto, es muy recomendable que comiences haciendo lo posible por quitarte esa presión de encima.

Estas situaciones se ven empeoradas cuando nos echamos encima el bienestar emocional de nuestras parejas. Resulta muy importante que tu enfoque dentro de la relación sexual sea precisamente tu disfrute sexual, y no tu preocupación por si tienes o no tienes un resultado orgásmico en ese momento particular. Recuerda que lo maravilloso del sexo no es el orgasmo per se —aunque no voy a discutir que definitivamente tiene su encanto— sino todo el camino que se recorre para conseguirlo. Si enfocas en ese camino, en esas sensaciones que tu cuerpo va experimentando, y te dejas ir en todo ese placer, es mucho más posible que el orgasmo sencillamente aparezca.

A la mayoría de las mujeres les cuesta alcanzar el clímax orgásmico sin estimulación directa del clítoris. No es raro que te suceda esto, porque tu fuente principal de placer a nivel físico y genital es precisamente tu clítoris. Es el equivalente embriológico del pene masculino. Sin embargo, como popularmente definimos sexo como penetración pene-vagina, y se habla tanto de que el sexo es tan rico y tan placentero, la expectativa tácita es que tanto el hombre como la mujer deben llegar a su orgasmo mediante el "sexo" (dentro de esa estrecha definición que acabo de comentar).

El problema es que este tipo de sexo estimula directamente la fuente principal de placer masculina, el pene, pero no la femenina. Si definiéramos "sexo" como una estimulación testicular al clítoris de la mujer, tendríamos toda una sociedad de mujeres que alcanzarían su orgasmo siempre y de hombres con grandes dificultades orgásmicas. Si no me crees, ¡inténtalo! Estimula y acaricia el cuerpo de tu pareja masculina como te dé gusto y gana, sin tocar su pene. Te aseguro que se le hará muuuuy difícil llegar a su clímax orgásmico. En cambio, si él se encarga de estimular fervientemente tu clítoris, seguramente no tendrás dificultad. El resultado, con mínimas excepciones (al igual que con las mujeres), será un hombre frustrado porque no logra alcanzar su clímax.

Ahora, ante la pregunta habitual "¿podrás lograr tu clímax sin tocarte?", la respuesta es que tal vez sí, tal vez no. Depende de cómo respondas a otros tipos de estimulación sexual, como tu punto G. Algunas mujeres sienten gran placer cuando se les masajea el punto G, pero ciertamente no es el caso de todas. Te recomendaría que experimentes con esta alternativa. También puedes asegurarte de que las posiciones coitales que practicas incluyan un roce directo de tu clítoris contra el hueso púbico de tu pareja. De esta manera, sin necesidad de incurrir en caricias manuales directas, se puede ver estimulado tu clítoris y podrás lograr tu anhelado orgasmo con mucha más facilidad. Existe también la posibilidad de que alcances tu clímax sexual sin ningún tipo de estimulación a tu genitalia. Menos de un diez por ciento de las mujeres logran este llamado "orgasmo extragenital": pueden excitarse de tal manera mediante sus pensamientos, fantasías, y tal vez alguna caricia en zonas erógenas como los senos, los lóbulos de las orejas o el cuello, que estallan de placer sin ningún tipo de contacto genital. ¡Y ahí tienes otra posibilidad!

Pero si quieres ir a la segura, te repito que la mejor manera de alcanzar tu orgasmo es haciendo exactamente lo que has hecho hasta el momento —encargándote de estimular tu clítoris y tomando las riendas de tu placer sexual—. Aprovecha esta oportunidad para educar a tu pareja respecto de tu clítoris, y comiencen a disfrutar plenamente de las sensaciones tan intensas de placer que éste te puede proporcionar.

Según la reconocida sexóloga norteamericana Betty Dodson, "un orgasmo es un orgasmo es un orgasmo". Su mecánica no varía, independientemente del camino que se tome para llegar hasta él —sea vaginal, clitoridiano, mezclado, etc.—, pero sí hay caminos que con mayor seguridad te llevarán a experimentar y disfrutarlo del todo. El orgasmo "vaginal", u orgasmo logrado a través de la estimulación de la vagina, realmente no es tan común como muchos piensan. Las estadísticas indican que sólo un 25% de las mujeres logran excitarse al punto de orgasmo a través de este tipo de estimulación solamente.

Para lograr un orgasmo con certeza, es necesario que se estimule el principal órgano de placer sexual en la genitalia femenina: el clítoris. Este maravilloso órgano es particularmente sensible y su única función, a diferencia de su equivalente erótico masculino, es proveer placer sexual a la mujer. El tejido del clítoris es derivado del mismo material embrionario que el pene y es el correspondiente erótico funcional de ese órgano masculino, superándolo incluso con el doble de terminaciones nerviosas en relación al glande del pene. El clítoris es una estructura grande y compleja internamente, que hunde sus raíces dentro del aparato genital femenino, sobre el techo del conducto vaginal.

La vagina, por otra parte, no cuenta en sí misma con tejidos que reaccionen a la estimulación erótica. Su área más sensible es la correspondiente al punto G, que no es más que parte del clítoris interno. Por lo tanto, las sensaciones vaginales más intensas se generan por una estimulación indirecta del clítoris. La estimulación vaginal puede resultar placentera de por sí, pero no suele ser suficiente para, en la gran mayoría de los casos, llevar a una mujer a su orgasmo.

Si la meta es poder tener un orgasmo mientras tu pareja te está penetrando, entonces será necesario que añadas caricias directas a tu clítoris de manera simultánea a la penetración vaginal. Esto puedes lograrlo de varias maneras: tu pareja puede acercar su mano a tu clítoris y estimularte a la vez que te penetra, puedes tú hacerte cargo tocándote mientras eres penetrada, pueden incorporar un vibrador para que recibas estimulación clitoridiana durante la penetración, o encontrar posiciones en que tu clítoris tenga roce constante con su hueso púbico durante la penetración. En este último caso, ten cuidado de no excederte, porque tanto roce puede irritar tu tejido genital.

## Orgasmos múltiples

Los estudios indican que los orgasmos múltiples en las mujeres son bastante comunes, y mediante la técnica correcta y el deseo de la mujer de experimentarlos, pueden lograrse. Los investigadores Masters y Johnson han señalado que las mujeres que se masturban regularmente y se concentran exclusivamente en sus propios gustos, preferencias y exigencias sexuales, sin distracciones, pueden tener muchas experiencias orgásmicas secuenciales.

Hago la salvedad de que la experiencia es secuencial porque es la manera más precisa de definir los orgasmos múltiples. Hay quienes piensan que se trata de tener diecisiete orgasmos toditos a la misma vez, cuando en realidad se trata de tener varios orgasmos, uno detrás del otro, en serie o en secuencia, sin que el cuerpo pase a su fase de resolución. Como dije anteriormente, toda mujer tiene el potencial de experimentar orgasmos múltiples, pero debemos tener en cuenta que son sólo una opción más. No hacen a la mujer más "completa" ni más "sexual" ni nada por el estilo, por lo tanto no deben ser vistos como una gran meta porque la misma ansiedad por lograrlos puede prevenir la experiencia.

La cantidad de orgasmos secuenciales múltiples reales que pueden lograrse, inducidos manualmente, parece depender de factores como el método de masturbación de la mujer, sus necesidades sexuales, su persistencia, su capacidad y deseo de llegar al agotamiento y su posibilidad de contar, en forma algo confiable, bajo dichas circunstancias.

Una mujer promedio, logrando una excitación óptima, generalmente se mostrará satisfecha con tres a cinco orgasmos inducidos manualmente. Sin embargo, la estimulación mecánica, por ejemplo con un vibrador, cansa menos y puede inducirla a tener sesiones estimulantes prolongadas, de una hora o más, durante las cuales puede tener cuantos orgasmos guste. La mujer se detendría sólo al estar totalmente agotada.

Ahora sí, si quieres aprender a tener este tipo de experiencia sexual, presta atención a las siguientes sugerencias:

- Entrena tus músculos pubococcígeos para lograr agilidad y su fortalecimiento.

- Realiza ejercicios para respirar correctamente, de manera lenta, deliberada y utilizando el estómago.
- Anótate en una clasecita de yoga, ya verás.
- Mastúrbate de manera prolongada con regularidad.
- Incursiona en prácticas de sexo tántrico (en pareja).

Los hombres también pueden tener experiencias multiorgásmicas. Desafortunadamente, pocos saben que son capaces de tenerlas, y menos aún se han dado a la tarea de aprender y practicar las técnicas que perfeccionarían su multiplicidad orgásmica.

Lo primero que debemos aclarar es que el orgasmo (contracciones involuntarias de la zona pélvica, incluyendo el pene y la próstata, que provocan la sensación del éxtasis sexual) y la eyaculación (reflejo fisiológico que resulta en la expulsión de semen a través de la uretra), a pesar de que tradicionalmente se dan en simultáneo, son dos procesos aparte y pueden ocurrir independientemente uno del otro. O sea, es posible tener una eyaculación sin sentir el placer del orgasmo así como también es posible sentir el placer del orgasmo sin que exista una eyaculación. El truco está en aprender a diferenciar un proceso del otro y manejarlos como solistas (que pueden hacer un dúo de vez en cuando) y no como grupo musical.

Entonces, la pregunta del millón es ¿cómo puede un hombre aprender a ser multiorgásmico? Pues la verdad es que resulta un tanto sofisticado para muchos hombres, pero ciertamente todos tienen la capacidad y el potencial de lograrlo, y para aquellos que lo consiguen, el nivel de placer experimentado es inigualable.

En primer lugar, el hombre tiene que aprender a controlar su eyaculación, tal como lo haría en caso de querer sostener relaciones sexuales durante un período prolongado. Para esto, es necesario manejar y fortalecer los músculos pubococcígeos (grupo de músculos que se extienden desde el hueso púbico hasta el cóccix) mediante los ejercicios de Kegel.

Por otra parte, el hombre tiene que aprender a manejar la tensión sexual que se produce en su cuerpo de manera prolongada. Esto se trabaja mediante una serie de ejercicios de masturbación extensa que lo ayudarán a dominar su propia excitación.

La respiración adecuada es imprescindible para lograr multiplicidad orgásmica en el hombre. Cuando un hombre está altamente excitado y acercándose a su reflejo eyaculatorio, la capacidad que tenga de respirar profundamente y ralentizar el ritmo cardíaco hace una gran diferencia en el resultado multiorgásmico, así que no olviden respirar correctamente, inspirando por la nariz, dejando que sobresalga el vientre y espirando hasta que sientan que el pene y los testículos se elevan un poquito.

Por último, las técnicas de apretar que comúnmente se utilizan como parte del tratamiento de eyaculadores precoces resultan muy eficaces para perfeccionar las experiencias multiorgásmicas en el hombre. Van a presionar en uno de tres puntos clave del pene: justo debajo del glande (cabeza), alrededor de la base o sobre el perineo. La contracción fuerte de los músculos pubococcígeos sirve para apretar la próstata, cosa que también "espanta" la eyaculación de manera que se pueda seguir concentrando en las contracciones placenteras de los orgasmos que experimente.

## Orgasmos full-body

Un orgasmo de cuerpo completo es aquel cuyo placer y cuyas sensaciones no se concentran exclusivamente en tu área genital, sino que puedes sentirlo con igual intensidad de la cabeza a la puntita de tus pies. A nivel físico, el orgasmo de cuerpo completo puede ocurrir cuando se trabajan específicamente la extensión del juego previo y la respiración profunda en el momento del clímax.

Para algunas personas, el orgasmo de cuerpo completo puede ocurrir sólo cuando existe una fuerte conexión emocional con la pareja. Para otras, sucede en esos días en que se sienten particularmente sexies o sensuales, cuando realmente se dejan ir y se dejan llevar por el erotismo del encuentro sexual. La causa más probable para este fenómeno de sensación es que sea el resultado de una intensa conexión en tres niveles: emocional, sensual/sexual y espiritual.

La verdad es que cuando se habla de un orgasmo de cuerpo completo se está haciendo referencia a la percepción que una persona tiene de la calidad o la intensidad de su orgasmo. Los orgasmos generalmente varían en intensidad: algunos son ricos y sencillos, como un estornudo, y otros te dejan con los ojos en blanco y escuchando el cantar de pajaritos. Si tu orgasmo es tan intenso que lo sientes por todas partes, entonces tuviste un orgasmo de cuerpo completo... pero es bien importante tener en cuenta que la manera en que podemos lograr esta hazaña va a variar de una persona a otra. A veces sólo se consigue mediante la masturbación, otras en compañía de la pareja, y otras luego de haber tenido orgasmos múltiples. Experimenta con tus orgasmos y con tu potencial de sentir placer, y define tú misma si entiendes que has logrado vivir este tipo de experiencia orgásmica.

## Fingir el orgasmo

Quisiera darles la tranquilidad de saber que no están solas. Me atrevo a decir que si los jueces de los premios Oscar quieren ver verdaderas actuaciones de primera, sólo tienen que mirar a una mujer fingir su orgasmo.

Los motivos por los que una mujer decide fingir son muchos y variados, pero principalmente se fundamentan en tratar de proteger a sus parejas. Muchos hombres toman la falta de disfrute o respuesta orgásmica de sus parejas como un rechazo personal. Y las mujeres, en su afán de mantener intacto el frágil ego masculino, fingen excitación y orgasmo para no decepcionarlos. Hay mujeres que simulan al darse cuenta de que no lograrán alcanzar su clímax, y hay otras que lo hacen para salvar apariencias. Para estas últimas, no tener un orgasmo constituye un fracaso propio y la pérdida de identidad como mujeres vitales y sexuales. La verdad del caso es que la gran mayoría de las mujeres, en algún momento, ha fingido un orgasmo. El hecho de que sea una práctica tan común, sin embargo, no la hace buena ni provechosa.

Si no estás logrando orgasmos con tu pareja, ¡no debes fingirlos! ¿Cómo se supone que aprenda a estimularte correctamente si cree que ya lo está haciendo bien? Mientras más finjas, más fuerte se establece este patrón de conducta basado en el engaño y la insatisfacción. El resultado final será un hombre que no tiene idea de por qué ya no sientes deseos de intimar con él, y una mujer frustrada y resentida. ¡Y eso no era!

Debes prestar más atención a la comunicación sexual clara y abierta con tu compañero. Es cuestión de que la estimulación pueda extenderse más tiempo para llevarte a tu clímax. Posiblemente sea necesario extender el juego previo a la penetración, asegurándote de no ser penetrada hasta tanto estés absolutamente lista. Por otra parte, es posible que necesites estimulación directa del clítoris para alcanzar tu orgasmo, por lo que te recomiendo que incluyas caricias manuales (propias o de tu compañero) en esta área. Estas cosas debes hablarlas con tu pareja para que esté al tanto de cómo se manifiesta tu respuesta sexual y pueda compartir tu satisfacción. Fingir el orgasmo no será necesario si el hecho de reconocer que no lo has tenido no supone un problema.

Básicamente, si cada vez que vas a intimar con tu compañero estás pendiente del resultado final (si habrá orgasmo o no), no podrás concentrarte en el disfrute de besos, juegos y caricias que, justamente, son los que podrían facilitarte llegar al clímax. Para lograrlo y disfrutarlo, tienes que poder librarte de todo tipo de ansiedad mental. ¡Tu cuerpo no es una máquina que se prende y reacciona con tan sólo encender un switch!

Si aún no has logrado vivir una experiencia orgásmica, te propongo a continuación unas sugerencias para ayudarte a alcanzarla. Mucho éxito y ¡que disfrutes!

- Durante la excitación sexual, contrae deliberadamente los músculos de tus piernas, brazos, abdomen y pies. La tensión corporal a veces es una respuesta automática y el aumento voluntario de ella a menudo facilita el orgasmo.
- Contrae tus músculos vaginales. Este movimiento enaltece la excitación y te mantendrá enfocada en las sensaciones genitales.
- Piérdete en una fantasía... lee un pasaje de algún libro erótico... mírate en el espejo durante la relación sexual. Estimula tu mente.
- Juega con la respiración. Intenta aguantar la respiración por un momentito; respira profunda, rápida o llanamente.
- Déjate ir. "Actúa" tu orgasmo. Mueve la pelvis. Di palabras sexies en voz alta, para que tú misma te escuches.
- No te concentres únicamente en tu vulva. Explora diferentes zonas erógenas: senos, cuello, costados, muslos, bajo vientre, etc.

# Placeres varios

## Placeres coitales

La penetración vaginal es la práctica que, según la definición popular, aún se asocia a la idea de "tener sexo". A pesar de ser una definición increíblemente estrecha de lo que compone la actividad sexual en pareja, la verdad es que cuando alguien nos dice que fulano y zutana tuvieron relaciones sexuales, por lo general no pensamos en que fulano y zutana se masajearon eróticamente durante horas, ni que disfrutaron de una relación oral sin igual... asumimos que existió penetración vaginal.

Tanto es así, que cuando el ex presidente estadounidense Bill Clinton quiso zafarse de su escandalosa relación íntima con Mónica Lewinsky, legalmente pudo decir que no tuvo relaciones sexuales con ella puesto que, según el habla popular actual, tener "relaciones sexuales" implica que exista penetración pene-vagina, y él nunca la penetró vaginalmente con su pene (sólo con cigarros). ☺

Más allá de no concordar con que "sexo" únicamente se define como "penetración pene-vagina", tampoco quiero restarles importancia a los placeres coitales y, por lo tanto, les dedico este capítulo. La actividad sexual coital es muy importante, puesto que provee la posibilidad de que seamos bien creativos e impartamos mayor variedad a nuestros juegos eróticos. Aquí podemos, literalmente, ver nuestra creatividad e ingenio... ¡en plena acción!

Sin embargo, el grado de seguridad para liberar toda nuestra creatividad coital depende de varios factores. A muchas mujeres las preocupaciones sobre la imagen corporal —particularmente cuando ponemos nuestro cuerpo en determinadas posturas— las cohíben a la hora de poner en práctica algunas posiciones. En otras mujeres está la idea de que si sugieren intentar una nueva postura puedan ser juzgadas negativamente o percibidas como insatisfechas en la relación que llevan con su pareja.

Existen más de 600 posturas coitales documentadas, lo que no quiere decir que necesariamente tengas que convertirte en especialista de cada una de ellas. La verdad es que todas las variantes de posturas surgen de unas pocas básicas, que pasaremos a detallar en un ratito.

Es importante recordar que distintas posturas les sirven a distintas parejas, ¡por un sinnúmero de razones! La estatura, el estado físico, la fuerza y la flexibilidad de cada cual hacen que algunas posturas sean ideales mientras que otras no satisfagan para nada. Es preciso ser ingeniosos, pacientes y manejarnos con absoluta confianza en la pareja para poder descubrir y experimentar con aquellas posiciones que les plazcan a ambos, así como simplemente darnos cuenta de que, en temas de sexo, lo más delicioso suele ser aquello que justo nos apetezca y tengamos ganas de hacer con entusiasmo. Y para ayudar un poco a desatar ese espíritu creativo que está dentro de cada cual, revisemos algunas posiciones sexuales populares.

### *El misionero*

Esta clásica y popular postura sexual es la que encuentra al hombre posicionado sobre la mujer. Dicen por ahí que en la época de la colonización, cuando los europeos enviaron misioneros a "civilizar" las nuevas tierras, éstos consideraban que la única manera digna y respetable de sostener relaciones coitales era que la mujer se postrara boca arriba y su pareja masculina se colocara sobre ella para penetrarla.

La postura del misionero resulta muy popular por su facilidad y comodidad. De hecho, es la clásica postura en la que casi todos nos iniciamos sexualmente. Tiene como gran ventaja el hecho de que te posiciona frente a frente con tu pareja durante el acto coital, permitiendo que se miren, hablen y besen. Muchas mujeres preocupadas por su peso o su figura (casi todas, ¿no?) la consideran una favorita porque al estar acostadas boca arriba se aplana la barriga, no aparece ni medio chichito o rollito, nos vemos más delgadas, y desaparece la apariencia de arrugas en la cara... ¡casi por obra de magia!

Sin embargo —a pesar de tener beneficios romanticones y estéticos— la mujer no tiene mucho control de sus movimientos y, por lo tanto, resulta una postura técnicamente mejor para el placer sexual masculino que el femenino. Por lo tanto, será importante que implementes algunas variaciones que ayudarán a maximizar tu placer. Por ejemplo, si colocas un almohadón debajo de tus nalgas y dejas tus piernas relajadas sobre la cama, tu pelvis se eleva de manera que el clítoris queda más expuesto y esto aumenta su contacto con el pene.

A continuación los invito a ver algunas otras variantes...

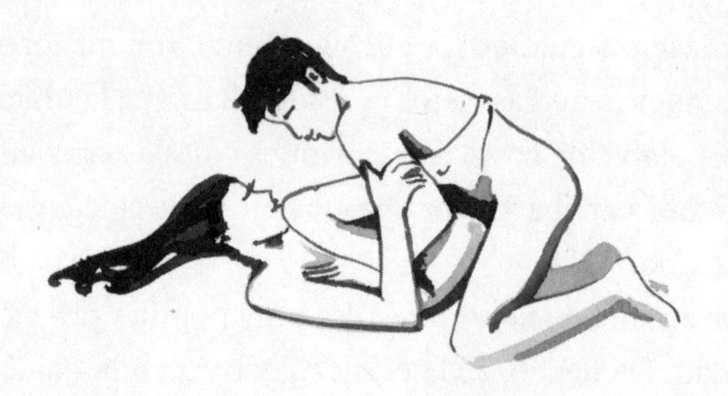

Dobla tus rodillas y llévalas hacia tu pecho. Aquellas mujeres que recién empiezan sus clasecitas de yoga y no están muy flexibles todavía, pueden facilitar esta movida sosteniendo sus piernas por detrás de la rodilla con sus brazos, para entonces, con la ayuda de los brazos, acercar las piernas a su pecho. Esta variante hará que la penetración sea más profunda y que se pueda estimular el punto G con cada bombeo coital.

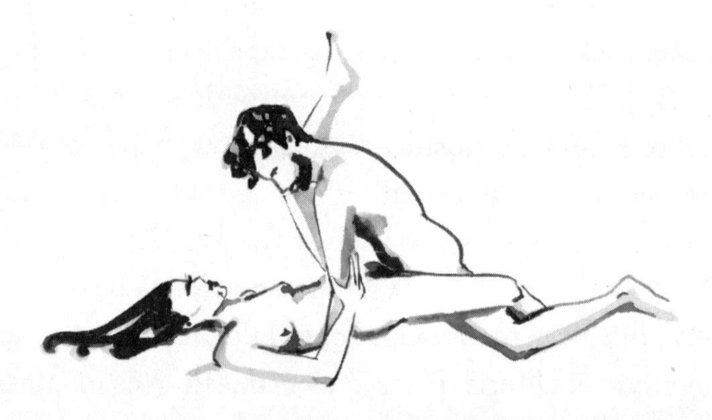

Levanta una pierna y, de acuerdo con tu nivel de flexibilidad, súbela contra tu pecho, engánchala alrededor de su espalda o descánsala contra su hombro mientras la otra pierna queda estiradita. Este juego posicional altera el ángulo de la penetración, generando a su vez nuevas y distintas sensaciones. Además, la variante en la que descansas tu pierna sobre el hombro de tu pareja permite que acaricies tu clítoris manualmente durante la penetración.

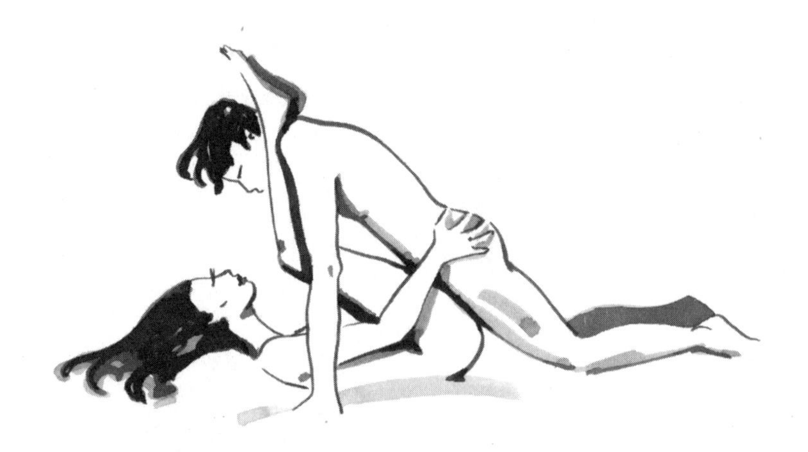

Si eres lo suficientemente flexible como para levantar ambas piernas y colocarlas sobre cada uno de sus hombros, recibirás una penetración sumamente profunda. Acá tendrás muy poco control sobre el ritmo penetrativo y los movimientos pero, al tener él este control, si es eyaculador precoz tiene la posibilidad de encargarse solito de detenerse cuando está demasiado excitado y resulta necesario.

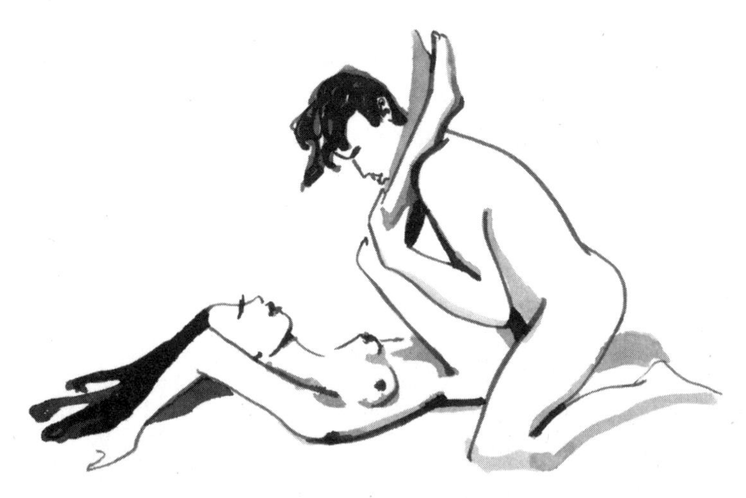

Ésta es otra postura buenísima para chicas flexibles. Levanta ambas piernas y colócalas juntitas sobre uno de sus hombros. Tus piernas quedan cerradas y esto aumenta la fricción. Si quieres matarlo, levanta tu pelvis a la vez que recibes cada penetración y mueve tus caderas de manera circular. Simultáneamente concéntrate en apretar tus músculos pubococcígeos, para generar aún más fricción.

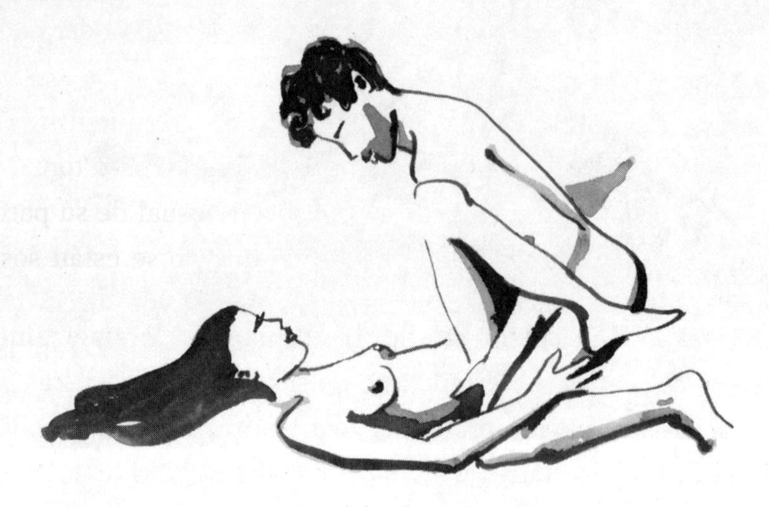

Para esta variación, él debe arrodillarse y casi sentarse sobre sus tobillos. Tú estás acostadita, con tus rodillas dobladas. Entonces, él se acerca, levanta tus nalgas y te penetra. Esta postura es genial porque al estar él levantado sobre sus tobillos, ambos tienen oportunidad de disfrutar mucho más del banquete erótico visual que proveen sus cuerpos. Además, se genera espacio y facilidad para estimular manualmente el clítoris, ya sea con su mano o con la tuya...

*La mujer encima*

Ésta es, sin duda alguna, la postura predilecta de aquellas mujeres que no quieren perderse una relación coital explosivamente deliciosa. Esta posición, contrariamente a la del misionero, nos pone en poder. Básicamente, el principal atractivo es que la mujer controla la profundidad, el ángulo y el ritmo de la penetración... ¡y esto no es poca cosa! Cuando una mujer tiene una pareja con un pene grande, es incluso necesario permitirle a ella llevar las riendas de la relación, de manera que pueda ajustar la penetración para que no se torne incómoda ni dolorosa. Además, se facilita muchísimo la estimulación manual del clítoris y acceder al punto G, y hay un fuerte estímulo erótico por la sensación de poder que se genera en relación con la pareja.

Para los hombres resulta también una postura buenísima, ya que pueden aprovechar la pasividad que les provee para tomar un descansito y realmente enfocar en el aspecto visual de su pareja. Pueden, además, aprovechar el hecho de que no se están sosteniendo sobre sus manos para poder utilizarlas en las caricias a los senos, las caderas, el clítoris, las nalgas, etc., de la mujer. También, al no manejar a su gusto el ritmo y la profundidad de la penetración, se facilita la posibilidad de estar más tiempo sin eyacular.

Hay variaciones teniendo en cuenta que la posición de la mujer arriba puede realizarse estando sentados, en cuclillas o acostados, dependiendo del nivel de flexibilidad, fuerza, vigor y gusto de la pareja; veamos las siguientes opciones:

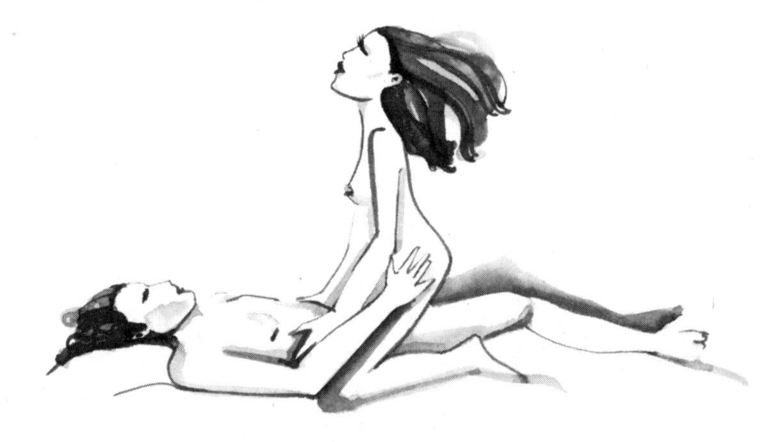

Si directamente te sientas sobre tu pareja y desciendes sobre su pene, manteniéndote perpendicular a su cuerpo acostado, podrás tener todos los beneficios de las manos desocupadas de tu compañero, de manera que éste pueda acariciar tu cuerpo simultáneamente a la penetración. Si te reclinas hacia atrás, lograrás uno de los mejores ángulos disponibles para la estimulación directa del punto G.

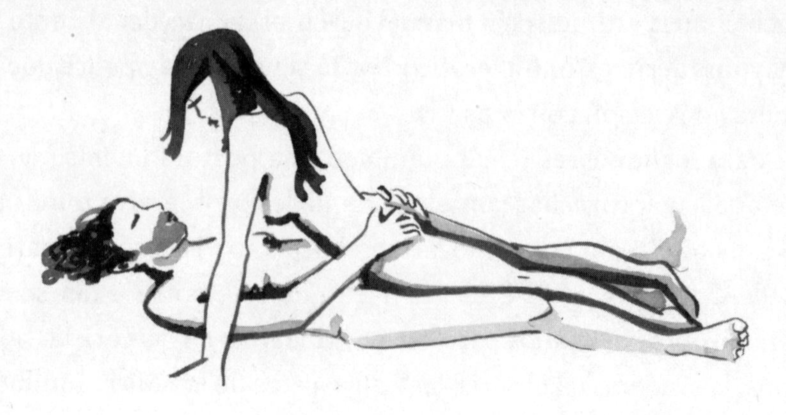

Acerca tu cara a la suya y sostente sobre tus brazos mientras mantienes tus piernas rectas sobre las suyas. El posicionamiento de tus piernas generará una fricción genial que potenciará su erección e, incluso, ayudará en caso de que él no la esté manteniendo muy firme. La penetración, a pesar de ser llanita, potencia muchísimo la estimulación del clítoris.

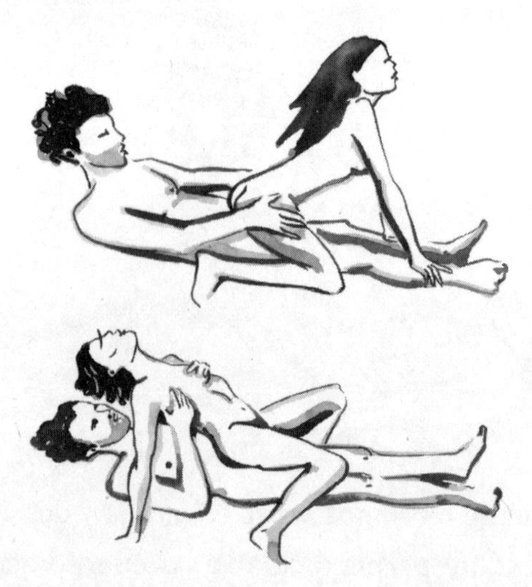

Para esta variante, coloca tu cuerpo sobre el suyo, mirando hacia los pies de tu pareja. Una vez que te haya penetrado, puedes inclinarte hacia el frente —estabilizándote con tus manos en sus tobillos—, de manera que varíes aún más el ángulo de la penetración y puedas disfrutar de una sensación verdaderamente distinta donde, además, él podrá acariciar y masajear fácilmente tus nalgas y tu ano. En esta posición, será importante que manejes los bombeos de manera vertical, ya que la postura de por sí tuerce un poco la dirección natural del pene. Por lo tanto, si te es más cómodo, puedes también estabilizar tu cuerpo plantando tus pies firmemente a cada lado de sus muslos y usándolos como apoyo para ascender y descender sobre su pene.

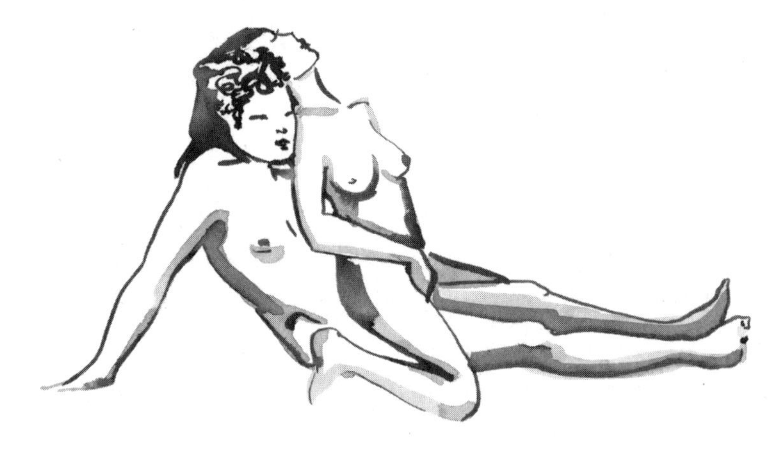

En esta otra variante puedes también reclinarte hacia atrás para que tu espalda quede contra su pecho y se vuelvan accesibles tus senos, vientre y clítoris. Él podrá, por supuesto, levantar su torso para generar el mismo tipo de fácil acceso a tu cuerpo y contribuir con la postura en caso de que no seas muy flexible. Por último, no debes obviar las ventajas que genera esta postura para ti. Por estar dirigida hacia sus pies, se abre la posibilidad de que muy cómodamente puedas brindarle placer a él acariciando sus testículos y perineo.

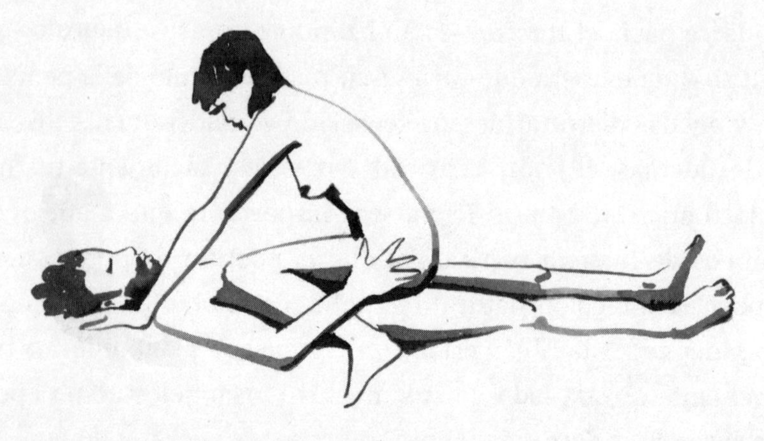

Ponte en cuclillas sobre él, desciende sobre su pene. Si quieres variar esta postura puedes rotar tu cuerpo y tus piernas a un lado u otro de su cuerpo. De esta manera, cambiarás el ángulo penetrativo y el tipo de estimulación que recibirás.

*De ladito*

Esta postura se hace muy popular cuando buscamos la comodidad erótica. Piensa en aquellas sesiones sexuales en las que están excitados pero no tienen muchísima energía... tipo 3 a la madrugada en días de semana. También es buenísima posición para un coito relajado y sin prisa, es ideal para el descanso y la comodidad de la panza de una mujer embarazada, y resulta supercómoda para ambos si una de las dos personas es mucho más pesada que la otra.

Echados de lado (también llamada postura de la "cuchara", lleva su nombre porque los cuerpos parecerán dos cucharas acopladas), dejas que él te abrace, acaricie y penetre por detrás. Para facilitar la penetración puedes deslizar tus rodillas hacia arriba, manteniendo siempre tus nalgas bien dirigidas hacia él. Al tener tan cercano contacto, tu pareja podrá acariciar tu cuello, tus senos, vientre y clítoris, maximizando así tu placer. También existe la posibilidad de que tuerzas un poco tu cabeza y lo encuentres en un beso boca a boca. Y claro, si te inclinas hacia delante, puedes también alcanzar sus testículos y sus nalgas para acariciarlas a su vez.

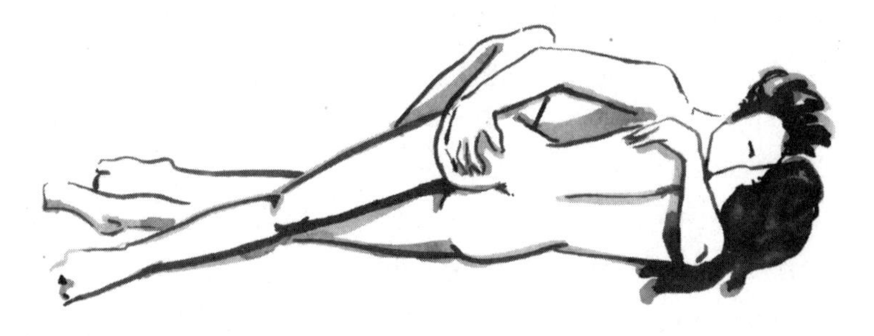

En esta variante de la posición "de ladito", en vez de poner tu espalda contra su pecho, acá lo tienes completamente de frente. Llevas todos los beneficios románticos y de conexión emocional (mirarse a los ojos, besarse, etc.) de la postura del misionero y la mujer arriba, pero con la comodidad física de que nadie tiene que estar sosteniendo el peso de su cuerpo y ambos pueden relajarse. Entrelazar las piernas durante la penetración puede también llevar esta postura a otra variante, convirtiéndola en una "X". Básicamente con él dentro de ella, cada cual coloca una pierna encima de la del otro y forman una X con las piernas. Las cabezas quedarían en extremos opuestos y pueden utilizar las manos para sujetarse uno del otro y facilitar el llevar un ritmo determinado de penetración.

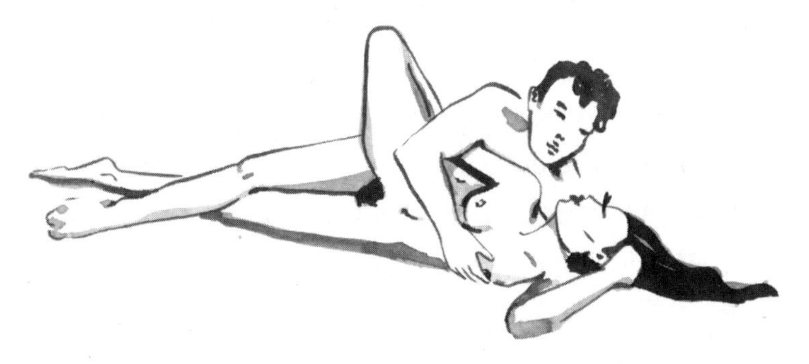

En esta tradicional "cucharita", tienes dos fáciles opciones para cambiar el tipo de penetración a tu antojo. Generalmente, esta postura provee una penetración más llana, puesto que el pene tiene que recorrer un camino más largo para llegar a tu vagina. Es genial para cuando la pareja tiene un pene muy largo y provoca incomodidad o dolor al penetrar muy profundamente. En ese caso se recomienda que, una vez que te penetre, dejes tus piernas cerradas y juntitas para provocar mayor fricción y placer. En cambio, como se puede apreciar en esta imagen, también está la opción de que levantes una de tus piernas para que se genere una penetración más profunda; es ideal cuando su pene no es tan largo.

### *Por detrás*

La llamada posición del "perrito" es una de las más populares entre parejas arriesgadas y liberadas sexualmente. Cómoda, excitante y efectiva para ambos, permite que tanto él como ella puedan perderse en la fantasía, puesto que no están mirando la cara de su pareja permanentemente. Para ella está la excitación agregada de sentirse "tomada" por su pareja, y para él la de estar "tomando" a la mujer. Este juego de poderes resulta sumamente erótico para muchas parejas. Además, él se lleva el banquete visual del contorno posterior femenino, esa línea entre caderas, cintura, espalda y pelo que a tantos vuelve absolutamente locos. Y como si fuera poco, tiene la posibilidad de ver cómo su pene te va penetrando... una fantasía hecha realidad para muchos. La penetración posterior es profunda y muy completa para el placer masculino, y para el placer femenino resulta fácil la estimulación de clítoris para complementar las sensaciones vaginales.

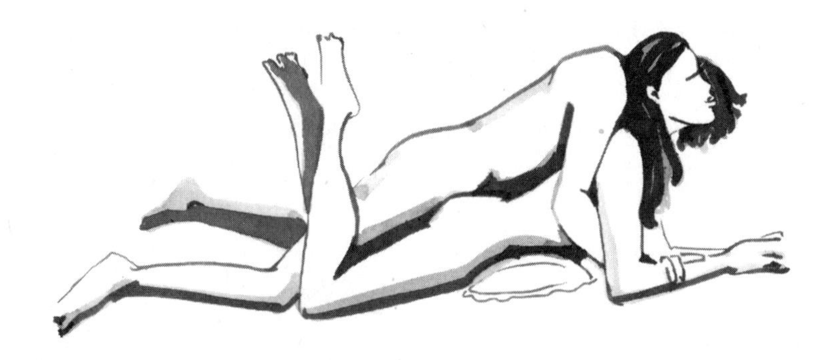

En esta variante de la penetración posterior, puedes colocar almohadones debajo de tus caderas para elevar tanto tu pelvis como tus nalgas. Él se acuesta sobre tu espalda y te penetra por detrás mientras que puede besar tu cuello, acariciar tus orejas con su boca, o directamente besar tus labios. Sus manos también pueden colocarse sobre tus senos y tú puedes encargarte de frotar tu clítoris contra el almohadón que colocaste debajo de tus caderas, para así maximizar todo tu potencial de placer.

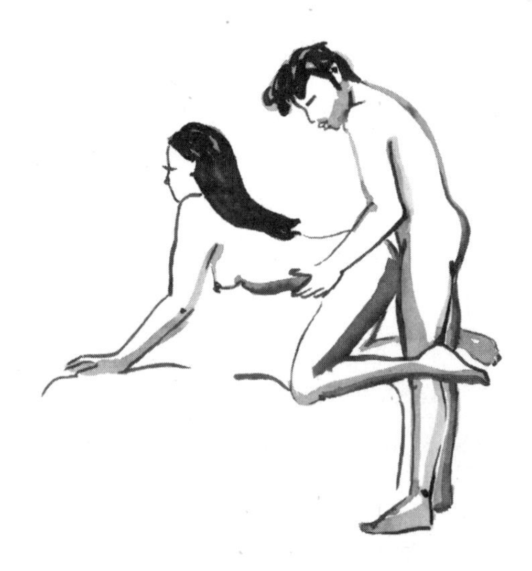

Acá se varía la misma postura de penetración posterior, colocando al hombre de pie y teniendo a la mujer arrodillada y sosteniendo el peso de su cuerpo con sus brazos (manos o codos). En esta posición, por el ángulo pélvico creado, el clítoris suele tener mayor fricción de por sí, pero además tanto la mujer como la pareja pueden acariciarlo directamente con mucha facilidad.

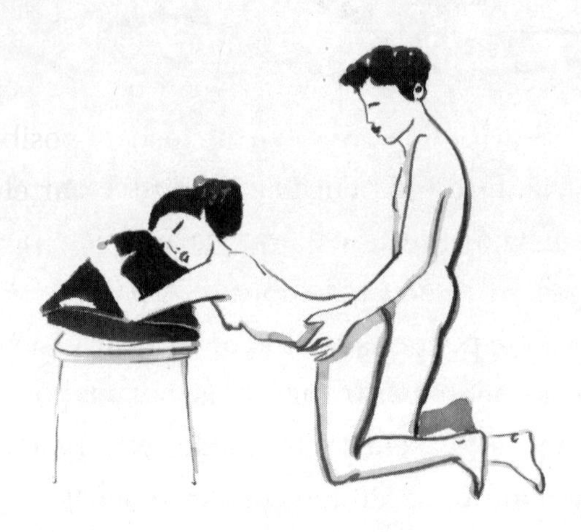

Como podrás ver, la penetración posterior se presta para que seamos supercreativos con el lugar que elijamos para sostener la relación sexual. Pueden ambos estar arrodillados, él parado y tú sobre tus rodillas, puedes sostenerte de una silla o un sofá, podrían ambos estar parados y tú recostarte sobre una mesa, y hasta utilizar las escaleras de la casa como locación (muy buena idea si existe una gran diferencia de estatura en la pareja). Todas estas alternativas, sumadas a las miles que estoy segura de que se te siguen ocurriendo, ayudan inmensamente a la diversificación de la actividad sexual y, por lo tanto, a evitar la tan temida rutina.

*Sentados o parados*

Tener relaciones sexuales estando ambos sentados provee muchísima intimidad en la pareja, tal como sucede en las posturas del misionero y de la mujer arriba. Acá, sin embargo, existe mayor igualdad entre las partes, cosa que erotiza emocionalmente a muchas parejas. Más allá de todos los mimos románticos que se pueden generar naturalmente en este tipo de postura, resulta muy agradable visualmente para ambos poder mirar sus cuerpos y ambos poder mirar directamente la penetración. Para el placer femenino está, como siempre, la facilidad de que se estimule directamente el clítoris con la mano e, incluso, la posibilidad de que el hombre tome su pene y lo utilice para acariciar el clítoris y los labios vaginales de su pareja.

La variante de estar parados tiñe con un poco más de erotismo la actividad sexual. Da la sensación de no poder contenerse para llegar al suelo o para aferrarse de algún mueble o algo que haga más cómoda la relación coital y esto, por supuesto, suma muchísimo al placer derivado de esta postura.

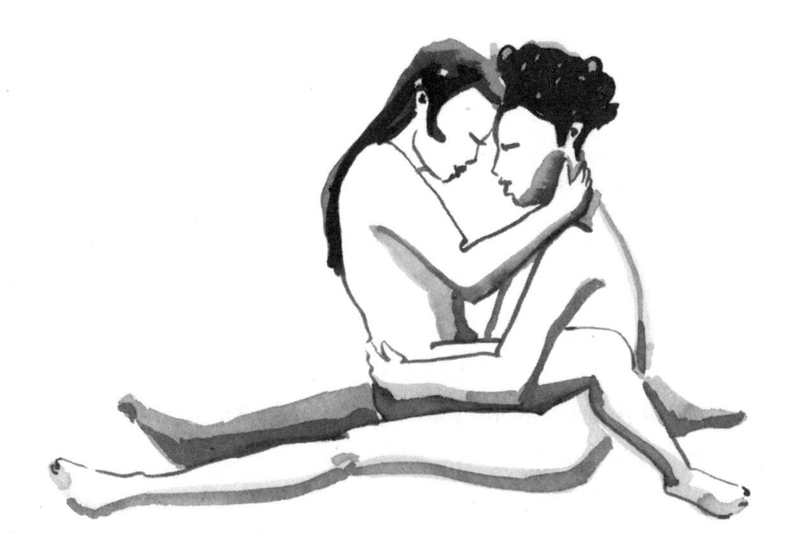

La clásica postura sentados frente a frente es símbolo de la intimidad emocional y la igualdad de las partes. Es precisamente la postura más conocida dentro de las prácticas de sexo tántrico, donde se busca conectar con la pareja a nivel emocional y espiritual.

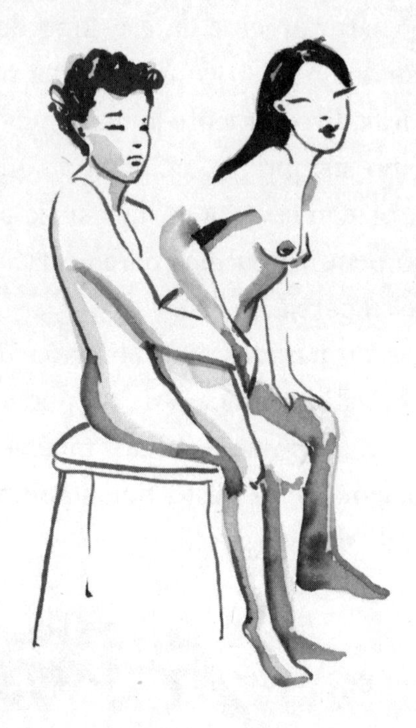

En esta variación, se altera el velo romántico por uno mucho más erótico. Él se sienta sobre una silla y ella desciende sobre su pene, dándole la espalda. Al no quedar frente a frente, ella puede encargarse de tocarse a sí misma o compartir esas deliciosas labores con su pareja. Es la perfecta postura para colocarse frente a un espejo y ambos disfrutar de la imagen que están creando.

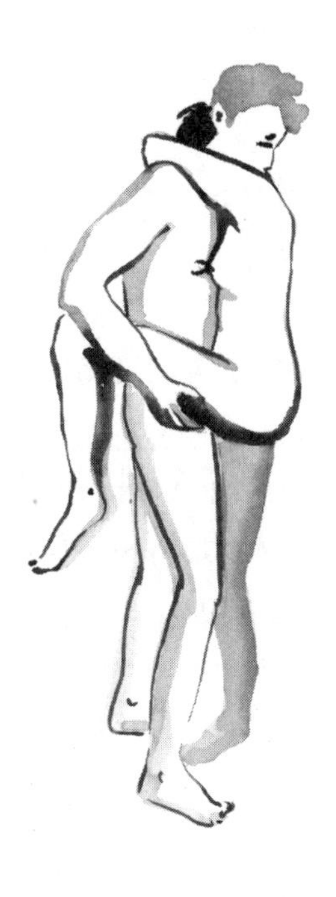

Cuando se tiene la intención de sostener relaciones penetrativas de pie, es importante tener en cuenta la estatura y el peso de la pareja. Acá se puede dar una situación en la que la mujer sea directamente cargada por su pareja mientras él la penetra, pero obviamente entra en juego la condición física de ambos, la fortaleza física de él y el tamaño de cada cual. En esta imagen vemos una variante para aquellas personas que no tienen tanta fuerza, ganas o energía como para estar cargando a la pareja. Se recomienda que el hombre abra sus piernas un poco de manera que no pierda el equilibrio y, claro está, siempre ayuda que se puedan apoyar contra una pared. Si son de estaturas similares, el hecho de que él abra las piernas ayudará a que ella quede un poco más alta que él y esto facilitará la penetración. La mujer puede levantar una pierna y dejar la otra apoyada en el suelo de manera que tenga también la posibilidad de ser más activa en llevar el ritmo de la penetración en sintonía con su pareja. ¡Un verdadero trabajo en equipo!

## Placeres orales

Cuando se trata de obtener placer sexual, pocas actividades pueden igualar a las caricias orales. Considerado por mucho tiempo un tabú, el sexo oral es hoy una práctica generalmente vista con buenos ojos y disfrutada abierta y libremente por la mayoría de las personas.

El sexo oral en sus distintas variantes configura una de las expresiones sexuales más placenteras y gratificantes. Aunque presenta diferencias sustanciales con el coito, el sexo oral es considerado en sí mismo una "relación sexual". Su importancia es tal, que en el caso de las mujeres hay quienes sólo pueden alcanzar su clímax en pareja a través de esta práctica. Para los hombres tiene también singular trascendencia; son muchos los que reportan especial fascinación por este juego erótico.

Diversos estudios han concluido que, dada la oportunidad de escoger entre el sexo oral y el coito, tanto hombres como mujeres escogerían los juegos orales. ¡Y es que la idea de una lengua lamiendo los genitales resulta mucho más picante! Además, tiene algunas grandes ventajas:

- La lengua es húmeda y suele ser más suave, ágil y calentita que las manos y el pene, factores que aceleran la respuesta erótica de quien recibe la caricia.
- Da la oportunidad de concentrarse exclusivamente en el propio placer: la persona puede tenderse y recibir, sin tener que corresponder simultáneamente, enfocando todas sus energías y erotismo en su propia experiencia sexual, que a la vez es compartida.
- Provee libertad ante posibles preocupaciones de embarazos no deseados.

Aun contando con tales ventajas, así como con el respaldo incondicional de tantas personas, el sexo oral es una de las expresiones sexuales que más inseguridad provocan en las personas. ¡Sencillamente no estamos muy seguros de cómo practicarlo correctamente! Y para quien no está muy convencido/a de sus capacidades orales, esta falta de conocimiento puede afectar severamente su autoestima sexual. Si quieres aprender a ser un/a dios/a de los placeres orales, no puedes perderte lo que viene.

*Cunnilingus*

Cunnilingus es nada más y nada menos que el acto de utilizar la boca para estimular la genitalia femenina. En otras palabras, es el sexo oral practicado hacia la mujer. La estimulación oral de la vulva puede incluir el chupar o lamer la vagina tanto interna como externamente y, sobre todo, se concentra en la estimulación directa del clítoris. Sin duda alguna, la boca tiene la capacidad de crear una gran variedad de intensas sensaciones que, para muchas, resulta inigualable. Así que ¡a prestar atención! ☺

El clítoris es primordial para la excitación sexual de la mujer. Por lo tanto, muchas personas se lanzan directamente hacia él cuando practican un cunnilingus. ¡Error! Lo mejor que pueden hacer es generar expectativa. Primero, recomiendo besar y lamer el vientre y los muslos, acercándose poco a poco al área genital. Una vez allí, se debe también comenzar por otras partes interesantes, como el monte de Venus, los labios mayores y menores, y los alrededores más cercanos del clítoris.

Muchas mujeres disfrutan muchísimo cuando se acaricia el monte de Venus. Como ya es sabido, es ese montecito de piel que queda sobre el hueso púbico femenino y que, generalmente, está recubierto de vello. La idea es masajear con la mano esta parte del cuerpo de la misma manera en que se masajearían los hombros y el cuello, pero asegurándose de no presionar demasiado fuerte. Mientras se masajea el monte, la boca puede acercarse lentamente hacia la vulva. El nivel de excitación aumentará de a poquito, a medida que se vaya acercando más y más a su centro erótico. Una vez que exista absoluta SEGURIDAD de la excitación de la mujer, entonces se lame el clítoris.

La manera en que se usa la lengua es muy importante, puesto que se pueden proveer diferentes texturas y sensaciones con tan sólo flexionarla. Cuando la lengua está blandita y plana, provee una caricia suave. Cuando se vuelve rígida, puede proveer estimulación más firme y directa. Es importante probar con todas sus variaciones y determinar cuál prefiere la mujer. De igual manera, se debe experimentar con la rapidez de los movimientos. Algunas mujeres querrán movimientos más rápidos, mientras que otras prefieren caricias lentas y sostenidas.

Muchas disfrutan de la penetración durante el sexo oral. Dicha penetración puede proveerse fácilmente con los dedos o con algún consolador/dildo bien lubricado. Se debe siempre seguir la curvatura natural de la vagina para facilitar la penetración, y estar pendiente de la preferencia de la mujer. Algunas querrán ser penetradas con movimientos de bombeo, mientras que otras simplemente querrán sentirse "llenas" con el/los dedo/s o el dildo dentro.

### *Felación*

La contraparte del cunnilingus se conoce como felación. Es decir, el sexo oral que se le practica al hombre. A estas alturas, todos y todas estamos enterados de que los hombres MUEREN por una buena felación. Más allá de lo absolutamente delicioso de las caricias orales, en el caso del hombre también se suma el factor visual. Como ya sabemos, los hombres responden muy intensamente a estimulaciones visuales eróticas. Dándose el caso de que su genitalia queda libremente expuesta, lo que provee gran facilidad para mirar los acontecimientos orales, la felación proporciona una especie de minipelícula porno para quien la recibe. ¡Su sueño hecho realidad! ☺ Por lo tanto, chicas y chicos, presten mucha atención.

Dar una buena felación no es muy difícil, una vez que sabes dónde y cómo comenzar. Lo más importante, y realmente primordial, es que hay que aprender a disfrutar de ella. No hay nada menos sexy que una mujer que obviamente está realizando el sexo oral por complacer a su pareja o porque siente que debe/tiene que hacerlo. Si nos fijamos detenidamente, en la mayoría de los casos el desagrado tiene que ver con el olor, las arcadas y el semen del hombre, ¡todos temitas menores muy fáciles de manejar!

Una persona puede o no sentir agrado por el gusto del semen, que suele ser un tanto saladito y amargo, con una textura algo viscosa, dependiendo de su pareja o de sus propias preferencias. Si prefieres no tragar o tan siquiera probar el semen para luego escupirlo, es tan sencillo como pedirle a la pareja que te avise cuando esté a punto de eyacular. Una vez se le haya avisado, debes continuar estimulándolo con tus manos hasta que tenga su clímax. También pueden utilizar condones (preservativos/profilácticos) para prevenir todo tipo de contacto con el semen del hombre. Los condones son recomendables para proteger contra enfermedades de transmisión sexual en prácticas de sexo oral, y si son saborizados, pueden incluso mejorar la experiencia para quien realiza la felación.

Respecto del olor, ¡es tan sencillo como bañarse juntos, aprovechando este momento como juego previo a la felación! Utiliza el jabón como lubricante y mastúrbalo mientras lo dejas limpiecito limpiecito limpiecito. Te aseguro que no se va a quejar... Y las arcadas, bueno, ese tema lo vamos a manejar en detalle un poco más adelante, cuando hablemos de felaciones profundas... pero estate tranquila, que ¡también tiene arreglo! Así que, teniendo en cuenta que en realidad no hay excusas válidas para no disfrutar del sexo oral, trabajemos en tener una buena actitud al respecto y pasemos a aprender algunas técnicas importantes para su realización.

Una buena felación abarca mucho más que sólo su pene. A pesar de que éste contiene tejido eréctil altamente sensible, hay numerosas zonas excitables en el cuerpo de un hombre. Muchas personas pecan al concentrarse nada más en el pene, en vez de masajear y estimular oralmente toda su zona genital. Muchos hombres, por ejemplo, disfrutan cuando su escroto y sus testículos son lamidos, acariciados, o suavemente halados durante el sexo oral.

Otro tipo de estimulación muy disfrutada es la que se efectúa sobre el perineo, el pliegue de piel que se extiende desde los testículos hasta el ano. Esta zona se vuelve muy sensible cuando el hombre se excita. Puedes frotar o lamer el perineo rigurosamente, sobre todo cuando él esté a punto de eyacular, para proveer una gran ola de placer. También puedes masajear su próstata durante el sexo oral. Esto lo lograrás penetrando su ano con un dedo bien lubricado, y palpando hacia el frente de su cuerpo. Una vez sientas la protuberancia que es la próstata, puedes masajearla a la vez que continúas lamiendo y chupando su pene con tu boca. La estimulación prostática es increíblemente placentera para casi todos los hombres que se aventuran en su práctica.

El mismo pene tiene áreas específicas que son especialmente sensibles a la estimulación oral. En primer lugar está el frenillo. Ésta es, posiblemente, la zona más sensible del pene; está ubicado justo debajo del glande (la cabeza) del pene, en su lado inferior. Otras zonas muy sensibles son el glande en su totalidad, la base del pene y la línea de piel que baja desde la bolsa testicular hasta la cabeza del pene. Si te concentras en lamer o chupar alrededor de estas áreas, vas a estar bastante bien.

### *Anilingus*

Anilingus proviene de las palabras en latín *anus* (ano) y *lingus* (lamer), y simplemente alude a la estimulación oral del ano. A pesar de no ser una práctica muy comentada, por las obvias asociaciones con suciedad que suelen formularse, muchas personas disfrutan de ella puesto que el área externa del ano tiene muchísimas terminaciones nerviosas que resultan placenteras tanto para hombres como para mujeres. También es atractivo para quienes buscan expresar su amor y aceptación hacia el otro mediante su práctica.

El anilingus promueve la aceptación y el disfrute de una parte del cuerpo a menudo rechazada, logrando que de cierto modo su práctica se convierta en una manera de amar y demostrar aceptación mutua que puede cementar muy firmemente el vínculo de la pareja. Este nivel de aceptación mutua es un poderoso factor de excitación para muchas personas. Sin embargo, es muy importante resaltar que esta práctica sexual SIEMPRE debe realizarse con protección.

En el caso del anilingus, como cuando se le practica sexo oral a la mujer (cunnilingus), debe utilizarse un método de barrera, como un *dental dam* (presa dental), o un campo de látex para prevenir que se transmitan enfermedades o infecciones que tan fácilmente se propagan por vía anal. Si no tienes acceso a una presa dental, te recomiendo que tomes un condón seco o un guante de látex, y lo abras con unas tijeras para crear una barrera casera.

### *Variedad en el sexo oral*

Existen numerosas alternativas que puedes incorporar para añadir variedad a tus juegos orales. Intenta aplicar diferentes patrones, tanto en el tipo de estimulación como en los ritmos, en la forma de utilizar la lengua y los labios, en la velocidad de las caricias, agregando pausas y proponiendo éstas como parte del juego. La combinación del sexo oral con el estímulo visual que genera la práctica hace que las miradas alcancen también importancia superlativa.

La variedad provoca mayor deseo. Tal como sucede en otras actividades de índole sexual, es fácil que el sexo oral se convierta en un acto rutinario, donde tu compañero puede predecir cada paso que estés a punto de tomar. El "elemento sorpresa" te será muy útil para mantenerlo interesado y excitado.

¿Por qué no añadir "condimentos" a tus relaciones orales? Algunas parejas disfrutan muchísimo de jugar con crema batida o miel, por ejemplo. Es también una buena idea para aquellas personas que no se aventuran por parecerles desagradables los sabores genitales de su pareja. Además, como ya comenté, ¡existen lubricantes diseñados expresamente para que los probemos! Piensa en sexo oral con saborcito a vainilla, chocolate, bananas, maracuyá, piña colada... ¡Mmmmm! Ahora sí, si te animas a probar lubricantes saborizados, recuerda que tanto la vulva como el glande son sumamente sensibles y podrían tener alguna reacción adversa a estas sustancias. Por lo tanto, se recomienda que experimentes poco a poco.

No olvides tus dedos y tus manos, alterna la actividad oral con estimulación manual a los genitales. No correrás el riesgo de cansarte tan rápido, y podrás proveer sensaciones más fuertes e intensas. También sería interesante agregar tus sonidos, a fin de dar pequeñas vibraciones a los genitales de tu pareja. O cambiar la temperatura drásticamente: un cubito de hielo será sinónimo de gran excitación.

Como en todo lo relacionado con la sexualidad, la imaginación y la creatividad son tus aliadas. Ahí encontrarás las herramientas para hacer tus encuentros íntimos lo más placenteros posibles. Y si de imaginación se trata, no podemos dejar fuera las variantes más comunes en cuanto a posturas para el sexo oral... las mismas clásicas del cunnilingus pueden ser muy fácil y exitosamente traducidas a la experiencia de la felación.

Bueno, con todos estos tips y toda la práctica que seguramente comiences a tener, estoy segura de que podrás manejarte con más facilidad en el arte avanzado del sexo oral. ☺ Recuerda siempre que, como con todo, es cuestión de que tu expresión sexual sea responsable, saludable y placentera. Si comienzas a intentar la penetración profunda y te parece incómoda o poco estimulante, sencillamente no es para ti. No te rompas la cabeza pensando que tienes que disfrutar y/o hacer TODO... el sexo tiene muuuuuchas variantes interesantes para el placer. Experimenta un poco, y escoge aquellas cosas que más llaman tu atención. Y, sobre todo, ¡pásala bien!

## Placeres anales

La erotización del ano es, sin duda, el juego sexual más tabú de los que se practican comúnmente. Durante mucho tiempo ha sido fuente de incomodidad y vergüenza social, pero realmente no hay ningún motivo para sentirnos avergonzados o incómodos con los placeres anales. Tanto hombres como mujeres, hetero y homosexuales, solteros o en pareja, practican y disfrutan plenamente de las sensaciones eróticas provocadas por la estimulación anal.

Cuando se habla del sexo anal, la mayor parte de las personas piensa inmediatamente en la penetración, sin saber que ésta es la menos practicada de todas las variantes de estimulación al ano. Me explico: estimulación digital, uso de juguetes y anilingus (sexo oral-anal) son prácticas mucho más comunes, puesto que la superficie externa del ano está repleta de terminaciones nerviosas que, bien estimuladas, proporcionan muchísimo placer para quien recibe una simple caricia o masaje en la zona.

Por supuesto, tanto la estimulación externa al ano como la penetración anal requieren que quien las practique sienta gran comodidad con su cuerpo y se encuentre preparado/a para la experiencia. Por lo tanto, es imprescindible la buena comunicación en pareja para incursionar en estos juegos. Pregunta y entérate de sus pensamientos al respecto. Si tu pareja se opone, respeta siempre su postura. Si se muestra ignorante sobre el tema, acompáñalo/a a instruirse mejor. Una vez que conozca más, es posible que se muestre más receptivo/a a integrar el juego anal en la relación. Si estos juegos le llaman la atención, y son fuente de pensamientos eróticos para él/ella, prepárense juntos para que la experiencia pueda ser divertida y placentera, manteniendo siempre la salud sexual como prioridad. Muchas personas tienen curiosidad por el sexo anal pero temen comentarlo a sus parejas por miedo a ser rechazadas o porque están convencidas de que sus parejas ni siquiera lo considerarían. La verdad es que nunca sabrás hasta que preguntes... ☺

Una vez que exista comodidad con la idea de jugar con el ano, es imprescindible comenzar con calma. Busca un lubricante que les guste y comienza con caricias suavecitas en la región externa del ano. Si te sientes incómodo/a o tenso/a, cesa las caricias por unos minutos e intenta relajarte hasta que te sientas preparado/a para experimentar un poquito más. Muchas personas disfrutan la sensación de que se les penetre el ano lentamente con un dedo. El ano también puede ser estimulado oralmente, así como con juguetes sexuales como los consoladores y vibradores anales. El truco con éstos es siempre utilizar mucho lubricante y nunca penetrar nada en el ano que no tenga una base que lo mantenga en sitio; créeme que lo menos que querrás es tener que salir corriendo a la sala de emergencias porque se te "perdió" el consolador anal...

A continuación, examinemos algunos puntos importantes a considerar para que la penetración anal pueda darse sin ningún tipo de complicación:

- *Relájate.* El ano tiene dos esfínteres, uno encima del otro. El esfínter externo responde a control voluntario, mientras que el interno es involuntario. Si tratas de forzar la entrada al ano muy rápido, esa contracción involuntaria resultará en un fuerte dolor, familiar a todos aquellos que han intentado el juego anal a toda prisa. En cambio, respira profundamente y concéntrate en relajar tus esfínteres anales. Una vez haya comenzado la penetración, si sientes la contracción involuntaria del esfínter interno, detente un momentito hasta que se relaje.

- *Lubrícate.* El ano no produce ninguna lubricación natural, por lo que debes siempre utilizar uno artificial a base de agua (para que no afecte la integridad del condón), de consistencia pesada, y sin espermicida, ya que puede irritar el tejido anal. No recomiendo el uso de lubricantes anestésicos porque, al restar sensibilidad al ano, la persona que recibe la penetración no podrá definir correctamente si se está haciendo daño con la penetración o no. El dolor tiene su propósito, y si te permites sentirlo, de aparecer, es la señal que tu propio cuerpo te envía para que tomes un descansito, relajes bien tus esfínteres anales y entonces prosigas con precaución.

- *Respeta tu anatomía.* El recto no provee un canal de entrada derechito... se orienta hacia el frente del cuerpo los primeros 7,5 centímetros, entonces vira en dirección a la espina dorsal unos 5 centímetros más y luego hacia el frente nuevamente. Por lo tanto, la penetración debe, sobre todo en el inicio, darse suave, lenta y cuidadosamente.

- *Usa tu sentido común.* Si optas por utilizar juguetes o artefactos artificiales para penetrar el ano, es bien importante que éstos sean lisos y que no tengan bordes duros. Voy un poco más allá. Sólo debes usar juguetes eróticos diseñados expresamente para la estimulación anal. Por más que siempre me gusta aplaudir la creatividad en términos de la experiencia sexual, en este sentido particular no es buena idea que te pongas a inventar. Olvídate del uso de vegetales, bombillos, cepillos, palos u otros artefactos caseros que se te podría ocurrir incluir en tus juegos anales. Recuerda que el tejido del recto es sumamente delgado y puede rasgarse con mucha facilidad... y "¡ouch!", eso no es nada cool.

- *Comienza con un dedito.* Lubrica bien el ano y el dedo. Concéntrate en la respiración. Inhala mientras contraes tu músculo pubococcígeo, y exhala relajando el mismo músculo. Mientras exhalas, puja suavemente y permite la entrada del dedo al ano muy despacio. Deja el dedo allí un ratito y respira profundamente hasta sentirte cómoda/o con la sensación generada. Repite hasta que hayas podido lograr una agradable entrada al ano.

- *Mantente excitada/o.* Es muy importante que mantengas tu cuerpo en alto estado de excitación, sobre todo si se están tomando todas las medidas y precauciones que estamos comentando, de manera que no se pierda la magia erótica del momento. Estimula otras partes del cuerpo; la estimulación clitoridiana o peneana combinada con el juego anal por lo general es absolutamente explosiva.

- *Control de movimientos.* La persona que recibe la penetración anal debe siempre mantener el control de ésta, sobre todo durante el comienzo. Una vez que haya comodidad, apertura y relajación suficientes, quien recibe puede avisar a quien penetra que puede asumir control del movimiento.

- *Comunícate.* Es muy importante que la comunicación se mantenga durante el juego anal. Si algo te resulta molesto o incómodo, debes dejárselo saber enseguida a tu pareja. También es fundamental recordar que debes detenerte de inmediato y comunicarle a tu pareja si algo te provoca dolor.

## Otros placeres

### *Tribadismo*

Popularmente conocido como "hacer la tijera", es la práctica de sexo genital entre dos mujeres. ¿Cómo se logra? Se enganchan una sobre la otra de modo que puedan frotarse las vulvas, el clítoris. Puede ser clítoris contra clítoris, o los genitales con alguna otra parte del cuerpo: el muslo, la rodilla o lo que quede más cómodo y genere más placer. Como vimos, es una de las prácticas preferidas entre chicas.

### *Penetración con dildos o strap-on*

Si bien más adelante vamos a repasar los distintos juguetes sexuales que pueden ser utilizados tanto entre parejas homosexuales como heterosexuales, me parece interesante hacer un comentario aparte aquí dado que esta práctica es utilizada por un 60% de las parejas lésbicas.

En el juego penetrativo usando dildo con arnés o strap-on, la idea de una mujer con pene artificial puede ser un poco intimidante y generar una doble reacción de interés y al mismo tiempo un poco de rechazo para algunas mujeres. Pero una vez que se supera ese primer momento, es un juguete que expande la experiencia erótica lésbica a otras dimensiones y suele ser muy bien recibido.

Si una mujer está interesada en utilizar un dildo o un consolador con un arnés tiene que considerar algunas cuestiones. Cualquiera de estos juguetes que venga con base plana, como para parar sobre una mesa, sirve para engancharlo al arnés. La gran mayoría viene con una base estándar que cabe dentro de un arnés típico. Así que lo que tienes que hacer es posicionar la base del dildo una vez que te pones el arnés sobre el monte de Venus o el hueso púbico.

En general, hay dos tipos de arneses. Se pueden poner como los protectores que los hombres usan para jugar al fútbol americano, alrededor de la cintura y de los muslos o con una especie de hilo dental que desaparece entre las nalgas. Si bien muchas mujeres se pueden sentir incómodas con el hilo dental, esos arneses suelen ser los más estables y, por eso, mucho más fáciles de usar para principiantes.

Entonces, ya llegado a este punto, nos damos cuenta de que penetrar con un dildo con arnés implica regular y manejar varias cosas. Por un lado, el tema de la comodidad física, y por el otro, quizás más importante aún, la comodidad emocional. Sentirte realmente sexy, segura, con ganas de hacerlo, puede requerir un poco de práctica. Recuerda que al principio puedes sentirte muy extraña, que la autoconciencia de caminar con un pene colgando de frente puede generar muchas rarezas. ¿Cómo se puede ir limando esa sensación? Del mismo modo en que siempre les recomiendo decir palabras "sucias" o muuuuy subidas de tono en voz alta cuando están solas en casa si no se animan a hacerlo en la cama, las invito a que se coloquen el arnés cuando están solas, que caminen con el arnés puesto, que cocinen, limpien, anden por ahí con el consolador enganchado así se acostumbran a su apariencia y a la sensación de tenerlo puesto. Esa confianza en ustedes y en su nueva imagen puede ser muy poderosa.

También les recomiendo que se masturben con el dildo y el arnés puestos. Con la mano puedes empujar la base del dildo hacia tu monte de Venus. Puedes hacer movimientos con tus caderas, hacer frotaciones, y ver si sientes cualquier sensación en tu pelvis que esté buena. Esto también te va a ayudar a ganar confianza, a aprender algunos movimientos que puedes ensayar incluso mientras estés penetrando a tu pareja y a que el placer que reciban sea simétrico y simultáneo.

### *Fisting*

El fisting es el sexo por medio de la introducción de un puño completo o bien en la vagina o bien en el ano. Ésta es una de las prácticas que caen dentro del espectro de estimulaciones manuales, y en ese rubro es la más extrema.

No cualquiera está preparada para recibir un fisting. Para algunas mujeres tres dedos ya son suficientes y se sienten superllenas. Imagínense sumar un cuarto y ¡un quinto dedo! Entonces, como siempre digo, tengan paciencia, estén seguras de que quieren intentarlo, no permitan ser presionadas de ninguna manera, y si todo eso está listo, entréguense al disfrute porque resulta extremadamente erótico para la intimidad de muchas.

Para que las paredes vaginales se puedan dilatar y abrir lo suficiente como para que entre la mano, la mujer tiene que estar altamente excitada. Entonces, dénse tiempo para los juegos previos, vayan entrando de a poco pero con intensidad a la excitación. Si tú vas a hacer la penetración, espérala, asegúrate de que esté completamente húmeda y relajada.

Esta práctica requiere dos materiales indispensables: lubricante y guantes de látex. La lubricación natural no es suficiente para esta práctica. Entonces, tengan a mano el —abundante— lubricante. Los guantes de látex van a evitar que las uñas puedan lastimar algún tejido vaginal o rectal, cosa que lastimaría a quien recibe el fisting y arruinaría la experiencia.

¿Cómo dar inicio al fisting? Se empieza penetrando la vagina con uno o dos deditos, estimulando el clítoris, sumando de a poco a la excitación. Y a medida que la persona que recibe se va abriendo, ir intentando con más dedos y utilizando el lubricante. La idea principal para el fisting es colocar la mano de la manera más pequeña posible. Y es superimportante que la persona que lo está recibiendo respire profundamente y se relaje por completo para que se dilate adecuadamente su vagina o ano.

Al igual que con los juegos de BDSM, sería importante que consensuaran una palabra segura que significara que hay que parar, o simplemente utilizar las palabras "no" o "para" de modo que la práctica se detenga si hay algún tipo de incomodidad. Y siempre siempre siempre mantener una comunicación abierta y fluida.

Tengan en cuenta que no todas las mujeres van a poder tolerar el fisting vaginal y que no a todas les interesa. Pero que a quienes sí les puede dar una sensación de llenura y placer extremo difícil de superar.

## Sexo tántrico

El sexo tántrico es la expresión física del tantra, una filosofía antigua que propone otra manera de mirar el mundo. Desde su especial punto de vista, cada aspecto de la creación —incluyendo la sexualidad— debe ser celebrado y tratado como algo sagrado. El tantra, proveniente de la India, al igual que el zen y el yoga se basa en enseñanzas de iluminación espiritual.

La práctica sexual tántrica es una manera íntima, espontánea y meditativa de hacer el amor. La pareja aprende a canalizar las fuertes energías eróticas que recorren el cuerpo humano de manera que se eleve el nivel de conciencia de las personas envueltas. A través de su práctica, se busca enaltecer todos los sentidos para que se prolonguen las sensaciones de placer y se fortalezcan los lazos de intimidad entre la pareja. En esencia, el sexo tántrico pretende transportar la expresión sexual de un plano de "hacer" a un plano de "ser".

La teoría explica que la fuente de energía más poderosa en el mundo es la sexual y, por lo tanto, se le otorga gran importancia a la ritualización de la relación carnal. El éxtasis sexual es visto como una experiencia divina que culmina —o no— en el orgasmo, y dicho éxtasis logra proveer una vivencia sagrada que podrá acercar a la persona a su propia iluminación espiritual, transformando el acto sexual en un verdadero sacramento de amor.

La filosofía tántrica propone una serie de ejercicios físicos, sexuales y mentales para aprender a enaltecer nuestras percepciones sensoriales. Muchas de las técnicas utilizadas en el tantra se utilizan también en la práctica de yoga, por lo que siempre recomiendo incursionar en clases de yoga a quienes les interese experimentar con el sexo tántrico. Para darte un ejemplo, es necesario saber manejar muy bien la concentración y la respiración para practicar el sexo tántrico, y éstas son dos técnicas que se pueden aprender y asimilar directamente en el yoga, facilitando así su inclusión en momentos de intimidad sexual.

Con la práctica sexual tántrica se utilizan técnicas para extender la etapa de excitación dentro del ciclo de respuesta, y así se puede ampliar el disfrute de las sensaciones placenteras eróticas derivadas de los juegos sexuales. La tensión también se concentra y va creciendo, en un juego entre ésta y la absoluta relajación mental, de manera que al momento de decidir experimentar el orgasmo o clímax en la relación (si es que la pareja así lo desea), éste sea mucho más potente y, según el tantra, se asimile a lo divino.

Extender el ciclo de excitación sexual también permite que la persona esté consciente no sólo de sus propios sentimientos, sino también de los de su pareja. Este camino espiritual incluye la experiencia de nuestra sexualidad y nuestra sensualidad como una meditación consciente en la que se unen las energías cósmicas, físicas, y eróticas. Se busca que la energía sexual una a la pareja y que a través de esta unión enérgico-erótica ambos se conviertan en uno junto con el cosmos, el universo o Dios.

Físicamente hablando, las personas que busquen prolongar su excitación sexual podrán lograrlo al concentrar sus atenciones y energías en la unión con su pareja y en los juegos previos. Una sesión tántrica puede comenzar con caricias y masajes sensuales con los que se estimulen todos los sentidos. Estas caricias eróticas pueden ser seguidas de un coito lento en el que se penetra y se descansa, enfocando siempre la mente en la respiración, la unión espiritual con la pareja y la excitación sexual lograda. Dicha excitación se mantiene muy elevada, casi al punto del orgasmo en varias ocasiones, y se disminuye periódicamente para prolongar la sensibilidad excitada de la persona.

¿Qué puede hacer para la relación de pareja? Puede fortalecerla, cimentarla y llevarla a otro plano de intimidad. Al no existir metas orgásmicas en el sexo tántrico, sino que simplemente se busca la experiencia de una unión armoniosa y sagrada en el presente, la pareja tiene oportunidad de redescubrirse y conectar una y otra vez a medida que pasa el tiempo. Se celebra el camino recorrido, no la meta. Es una práctica que te enseñará a adorar a tu pareja y a transformar el acto sexual en un sacramento de amor.

Si deseas aprender más sobre este tema, te invito a que te eduques bien y comiences a practicar. Puedes encontrar varios recursos en internet.

# Sexo y género

Las palabras "sexo" y "género" a menudo se usan como si fueran intercambiables, sin serlo: el primero tiene que ver con el aspecto biológico, mientras que el segundo, con una cuestión de identidad. El sexo de una persona refiere a su anatomía, relacionado estrechamente a los genitales y a factores biológicos en la identificación de un ser humano. A grandes rasgos, se definen dos sexos, el femenino y el masculino.

También existen las personas intersexuales, término que designa a quienes antiguamente se denominaban "hermafroditas". Se trata de aquellas personas que tienen cromosomas adicionales que les dan ciertas características femeninas y ciertas características masculinas. Es una especie de híbrido que presenta ambigüedad en el desarrollo físico de la persona. Una apertura vaginal parcialmente fusionada, un clítoris/pene/órgano eréctil poco definible u órganos internos poco o mal desarrollados y no necesariamente congruentes con los externos son algunos ejemplos. La intersexualidad no necesariamente se identifica en el nacimiento, puede hacerse evidente en la pubertad o en la adultez, cuando la persona intersexual se entera, por ejemplo, de que es infértil al no tener un aparato reproductor interno bien desarrollado o incluso que corresponda al externo. En este sentido, es importante aclarar que resulta biológicamente imposible que un ser humano desarrolle plenamente ambos órganos sexuales (masculinos y femeninos).

Hoy día seguimos debatiendo sobre la necesidad de distinguir tres sexos en vez de dos, pero dado que existen tantos matices es difícil hablar de un único modo de intersexualidad y entenderlo como un tercer sexo.

El género, en cambio, tiene que ver con la identificación del ser humano, con el estado mental, con cómo uno se percibe, se siente, se identifica y actúa. En un momentito lo veremos en detalle, pero el transgénero es un término sombrilla muy productivo que permite identificar a todas esas personas que se sienten de un género distinto al asignado biológicamente.

Como el género no es binario, tenemos muchas más posibilidades dentro de este campo. Podemos encontrar personas agénero (aquellas que no se identifican con ninguno), los bigénero (que pueden cambiar de comportamiento de acuerdo con el contexto en el que estén), los de género fluido (que se definen de una manera, pero no se limitan... una identidad sexual que implica una mezcla dinámica entre masculino y femenino) o los neutrois (que se sienten identificados con un género neutro).

Cualquiera sea la definición, lo más importante es ver, entender y aceptar el modo en el que las demás personas se autodefinen. Las posibilidades de autopercibir nuestro género pueden ser muy variadas. Es preciso honrar las identificaciones de todas las personas y hacer espacio a todas estas percepciones que a veces pueden parecernos extrañas, sobre todo cuando no las hemos manejado toda la vida.

Algunos términos que nos van a ayudar a entender la diversidad de géneros y de intereses sexuales más allá de las ya conocidas y establecidas heterosexualidad y homosexualidad son:

BIRROMÁNTICO

Las personas birrománticas pueden sentir intereses románticos por personas de cualquier sexo pero no necesariamente interactuar sexualmente con los dos. Por ejemplo, un hombre birromántico puede tener relaciones sexuales homosexuales con otro hombre, pero sin embargo tener sentimientos románticos hacia las mujeres. En términos sencillos, podríamos definirlos como: romance sin sexo con un sexo, romance con sexo con el otro.

BISEXUAL

Se define como bisexual aquella persona que se siente romántica y sexualmente atraída o tiene una preferencia sexual por personas de cualquiera de los dos sexos establecidos: masculino y femenino. Tanto en la sociedad en general como en las comunidades LGBT existe la idea errada de que los bisexuales tienen dificultad para elegir o definir qué les gusta, y que esa indecisión y apertura a sentirse atraídos sexualmente hacia personas de cualquier sexo los convierte de alguna manera en personas promiscuas. ¡Mito!

Pero entonces, ¿cómo funciona? ¿Es posible que a alguien le gusten equitativamente (50-50) personas de un sexo y de otro? Para algunos sí, para otros no. Esto no quiere decir que siempre estén con dos personas de ambos géneros ni tampoco quiere decir que sea perfectamente simétrica la atracción. Los porcentajes pueden ser cambiantes. Y al igual que con cualquier otra orientación sexual, una vez que se enamoran y establecen una relación, pueden ser enteramente monógamos. Que puedan enamorarse tanto de un hombre como de una mujer no quiere decir que necesariamente vayan a querer acostarse con todo el mundo.

Otro de los grandes prejuicios y malas interpretaciones de la bisexualidad tiene que ver con que tanto desde los círculos heterosexuales como desde los homosexuales, se tiende a ver a los bisexuales como personas en etapa de transición. Pero para ellos es mucho más orgánico, fluido y sencillo: simplemente gustan de los dos sexos.

CISGÉNERO

El término "cisgénero" se opone al término "transgénero". De acuerdo con su origen, *cis-* quiere decir "de este lado" y *trans-* quiere decir "del otro lado". Una persona cisgénero es una persona cuyo sexo biológico coincide perfectamente con su percepción de género. La persona cisgénero es aquella que identifica como congruentes su género con sus genitales.

TRANSGÉNERO

Es un término que define a aquellas personas cuya identidad y expresión de género no son congruentes con el sexo que se les asignó al nacer, ya sea que sienten ser su opuesto o una mezcla fluida entre ambos. La identidad de género refiere a la experiencia personal de ser hombre o mujer. La expresión de género, por otra parte, tiene que ver con la manera en que las personas comunican mediante su conducta, arreglo personal, forma de expresarse, tono de voz y otras características su identidad de género a otras personas o ante la sociedad.

PANSEXUAL

Los pansexuales aman todas las posibilidades de vincularse o conectar con un ser humano, cualquiera sea su orientación. La persona pansexual puede sentir atracción erótica, romántica, estética y/o afectiva por una persona transexual, neutrois, de género fluido, o cualquier otra opción.

TRANSEXUAL

Las personas transexuales son aquellas cuya genitalidad no concuerda con su identidad sexual. Básicamente, sienten que nacieron en el cuerpo equivocado. Pueden iniciar tratamientos hormonales y hasta someterse a cirugías de reasignación de sexo que las ayuden a acercarse al cuerpo con el que sí se identifican, pero aun así sus caminos de vida suelen ser duros. Dentro de la amplia diversidad de género y preferencias sexuales del ser humano, los transexuales son de los grupos más vulnerables y discriminados por la sociedad en general. Múltiples estudios realizados en los últimos años evidencian cifras alarmantes de intentos de suicidio entre la población trans, particularmente en la difícil etapa de la adolescencia.

# Juguetes sexuales

Recuerden que el sexo es un juego de adultos y que, para jugar, es donde más se aplica la imaginación... ¡¡De ahí que el ser humano haya inventado juguetitos!!

El uso de juguetes sexuales no es un invento moderno. A través de la historia, los seres humanos hemos buscado maneras de facilitar y agilizar todas nuestras actividades y tareas, incluyendo las referentes a nuestra sexualidad. En la antigua civilización griega, por ejemplo, era común la confección de lo que hoy conocemos como dildos (o consoladores) hechos de cera para el juego sexual. Hoy en día, claro está, los avances tecnológicos nos han ayudado a modernizar esas ayuditas eróticas. En vez de cera, se usa plástico, gel, látex, goma, piel sintética, vidrio y hasta metal para confeccionar estos objetos fálicos. Ahora, en vez de dibujar escenas eróticas en una piedra, tomamos fotos o vídeos de la actividad sexual humana para usarla como motivación erótica. Lo mismo, ajustado a nuestra era.

El uso de los juguetes sexuales está cada vez más extendido: hay tiendas, y en internet hay muchísima —y cada vez más— accesibilidad. Lo que alguna vez había sido considerado superexótico, hoy es mucho más cercano y habitual. De hecho, hoy se considera algo positivo, un modo saludable de explorar la sexualidad y de conocerse. Desde la medicina, incluso, hay consenso en relación con los beneficios de los juguetes sexuales para la sexualidad humana y la intimidad en la pareja.

Sin embargo, aun con lo mucho que hemos avanzado, seguimos topándonos con mitos y prejuicios. Como con la masturbación, por ejemplo, hay quienes piensan que los juguetes sexuales son sólo para las personas solteras. Hay otras que están convencidas de que quien usa un juguete sexual se vuelve adicto a él. O de que si se usan mucho, se pierde el gusto por el sexo con la pareja. Mitos todos.

También hay quienes piensan que el sexo, al ser un acto "natural", no debe modificarse de manera alguna. Y bueno, aquí va mi argumento: comer también es un acto "natural", ¡pero estoy segura de que de vez en cuando condimentan sus alimentos y utilizan cubiertos para comer! Es exactamente lo mismo. Se trata de facilitar y hacer más placentera una actividad que siempre seguirá siendo natural y necesaria.

Otras personas están convencidas de que, si tienen pareja, no "necesitan" usar juguetes. ¡Y tienen razón! Nadie los necesita... No se trata de necesitarlos o no, tengan o no tengan pareja sexual. La verdad es que los juguetes sexuales proveen una excelente manera de agregar variedad a la actividad sexual (cosa que todo aquel que mantiene una relación estable y monógama SABE que es imprescindible), han salvado a millones de parejas de quedarse estancadas en una rutina sexual introduciendo un importante elemento de travesura y juego al sexo y, en muchos casos, han permitido que se descubriera o se intensificara la experiencia orgásmica de quienes los utilizan.

Una de mis principales intenciones es derribar estos mitos y traer los juguetes sexuales a la luz como herramientas muy poderosas a la hora de aportar novedad a la relación sexual, un espíritu de juego que va a hacer todo más intenso, más realista, la complicidad con el otro por compartir el juego y el juguete. Son muchas cosas que van sumando, y desde ese costado el uso y el disfrute de juguetes sexuales es 100% positivo para la pareja.

Acá comparto con ustedes algunos números bien interesantes que ayudarán a dimensionar el alcance que tienen estos particulares juguetitos en todo el mundo. De acuerdo con la página web Statistic Brain, los ingresos anuales de la industria de juguetes sexuales a nivel global son 15.250 millones de dólares. El porcentaje de adultos en el mundo que alguna vez han usado juguetes sexuales es del 23%. Un 20% de adultos reportan disfrutar de juegos un poco más subidos de tono, con antifaces, máscaras y ataduras. Un 20% de los hombres han usado vibradores. Un 44% de las mujeres entre los 18 y los 60 años han usado un juguete sexual. Y un 50% de estas mujeres empezaron a experimentarlos entre los 20 y los 30 años. Un 12% de las mujeres que se masturban lo hacen con juguete sexual al menos una vez por semana.

El orden de popularidad de las ventas online es:

- con un 19,2%, el juguete más popular es —cero sorpresa— el vibrador
- los dildos o consoladores no vibrantes llevan el segundo lugar, con un 16% de las compras online
- los lubricantes, 14%
- estimuladores anales, 12%
- anillos de pene, 11,8%
- vaginas de goma o artefactos para las masturbaciones masculinas llevan un 8,5% de popularidad
- antifaces y plumas, 5%
- arneses, dildos para arneses, 4%
- esposas, 3%

- equipo de ataduras, dominancia y sadomasoquismo, 2%
- otros tipos aleatorios como muñecas inflables, muñecos en tamaño real (¡son supercaros!) y distintos artefactos para fetiche, 4,5%.

Si a esta altura ya te convencí y decidiste aventurarte en el maravilloso mundo de los juguetes sexuales, aquí una breve guía para conseguir el más indicado:

- *Empieza con juguetes que no sean tan caros.* No vayas de golpe con la inversión, porque con el juguete sexual mucho se trata de la experimentación y hay cosas que irás descubriendo sobre la marcha. No te compres el kit deluxe completo sin antes saber si te gusta el tipo de sensación que te va a generar. Recomiendo que empieces con alguna versión económica del tipo de juguete o estimulación que deseas, ve cómo responde tu cuerpo, y una vez hayas determinado que te gusta, entonces piensa en hacer una mayor inversión y compra uno de mejor calidad o categoría.

- *Busca algo que pueda ser versátil y te deje hacer diferentes cosas.* Está bueno comenzar con estímulos sencillos y poco intimidantes. A menudo canto las bondades de una simple pluma de avestruz como el primer juguete sexual, que es el menos intimidante porque pasa inadvertida, es una plumita y nada más. Pero genera sensaciones que cambian completamente la situación, le suma un montón a la experiencia y es un juguete sexual, porque es algo que estás usando para estimular desde un lugar erótico y enaltecer tu experiencia sexual. Entonces, el consejo es simple: empieza desde lo más sencillo, y suma sensaciones, experiencias, estimulaciones.

- *Prueba los juguetes a solas.* Para evitar la presión que puede generar la mirada y la atención del otro, pruébalos a solas. Ya el hecho de buscar un orgasmo y encontrarlo, conocerlo, experimentarlo nos puede poner de algún modo bajo presión. Y si a eso hay que sumarle a otra persona pendiente de si nuestro cuerpo por fin responde, puede ser muy contraproducente. Siempre es más fácil manejar las cosas a solas. Y una vez que sientas que tienes el manejo, entonces llevas lo aprendido a la cama y lo compartes con tu pareja.

- *Asegúrate de tener a mano los complementos necesarios.* Lubricante artificial siempre cerca, por favor. Recomiendo que elijan uno a base de agua, ¿por qué? Porque la gran mayoría de los juguetes sexuales que hay en el mercado el día de hoy están hechos con productos de silicona. Y los lubricantes a base de silicona, que antes se recomendaban muchísimo porque, a diferencia de los aceitosos, se limpian mucho más fácilmente y no te alteran el pH de la vagina, cuando entran en contacto con estos juguetes pueden dañarlos. No obstante, el lubricante siliconado sigue funcionando muy bien cuando se tiene sexo en el agua, a diferencia de los lubricantes a base de agua, que se disuelven. Los silicónicos se mantienen, y es una buena alternativa utilizar ese tipo de lubricante si van a tener sexo playero o en un jacuzzi. Y para relaciones sexuales anales, tienden a durar mucho. No se resecan y tardan más en desintegrarse.

Es notable que, en un mercado que vende tanto, el juguete sexual sea un producto que generalmente se vende al consumidor sin una guía de uso, sin un manual de instrucciones. Y esto hace que para muchas personas resulte difícil el saber qué hacer, en términos de cómo comprar y qué elegir.

Entonces, ahora sí, examinemos algunos típicos juguetes sexuales para que puedan familiarizarse con su uso.

### EL VIBRADOR

Este clásico y popular juguetito sexual viene de varias formas, fálicas y no fálicas, pero siempre con un determinante común: ¡vibra!

Como muchos otros juguetes, pueden estar hechos de distintos materiales, tales como plástico, silicona, látex, gel, goma, piel sintética, metal o vidrio, y vienen de distintos colores, formas, texturas y tamaños.

En cuanto a los tipos de vibradores, me gustaría destacar dos que son más bien novedosos y un poco extraordinarios: los de metal y los de cristal. Tienden a proveer una sensación un poco más intensa que otros, lo que enaltece el disfrute de la mujer que los está usando. La firmeza del metal hace que sean excelentes transmisores de vibración. Y ambos son buenos conductores de temperatura, y como no son porosos, son hipoalergénicos y muy fáciles de limpiar después de su uso.

Algunas cosas no tan chéveres de estos vibradores: los diseños son bastante básicos y no suelen tener ni la flexibilidad ni la diversidad de formas que tienen los otros. Ya comenté que son un poquito más caros. Especialmente algunas versiones que tienen baño de oro de 24 quilates o están hechas de titanio.

Dentro de las categorías importantes hay que destacar las diferencias entre los vibradores que se cargan en la pared y son eléctricos, y los de batería. Los primeros tienden a ser mucho más potentes, mucho más intensos; recomiendo utilizarlos a través de la ropa interior, de sábanas, una toallita, o algo que pueda difundir la vibración del juguete de una manera un tanto más suave a la base de tu clítoris. Los vibradores de batería son mucho menos potentes pero son pequeños y discretos, de modo que se pueden transportar fácilmente.

CONSOLADORES O DILDOS VAGINALES

Se utilizan en el caso de la penetración vaginal para potenciar la sensación de llenura y hacer simulaciones de penetración de manera manual. A diferencia de los vibradores, se mueven únicamente si tú estás moviendo el artefacto. Suelen tener forma fálica. Hoy en día, la gran mayoría se hacen de silicona, aunque hay de otros materiales también: de ciberpiel, de goma, de plástico, de vidrio, de metal; pero el de silicona es el más popular, porque resulta económico, tiene firmeza, es suave a la vez y se mantiene durante mucho tiempo.

Al igual que con los vibradores, los consoladores o dildos de vidrio y metal son buenos conductores de temperatura, ya sea frío o calor. También son una buena alternativa en caso de que encuentres que eres alérgica al consolador de silicona.

Tanto en la categoría de dildos como en la de vibradores está la subcategoría de aquellos especialmente diseñados para la estimulación del punto G femenino. Algo a tener en cuenta sobre la estimulación del punto G es que por más que tengas un juguete que está diseñado para estimularlo, no vas a empezar a sentir el placer real ni a responder favorablemente hasta que no estés excitada. Recuerda que el punto G crece y se detecta con mayor facilidad cuando estás previamente excitada.

BOLAS CHINAS

Estas dos bolas unidas por un cordoncito que sirve para manipularlas y moverlas se colocan vaginalmente. Dentro de cada una de esas bolas hay una de menor tamaño que se mueve y genera una leve vibración. Lo que tienen de fabuloso no es tanto la sensación, aunque algunas mujeres las disfrutan mucho, sino la posibilidad que nos dan de ejercitar nuestros músculos pubococcígeos. Sí, colocarse las bolas chinas y sostenerlas en su lugar con la contracción de los músculos del piso pélvico ayuda a tonificar la musculatura genital y sucesivamente a mejorar nuestra calidad orgásmica. ¡Viva! Entonces el beneficio de este juguete es doble: placer inmediato y Kegels inmediatos para el mejoramiento de nuestra capacidad orgásmica a largo plazo.

¿Cómo elegir el tamaño? Depende de cuánto quieras ejercitar. Cuanto más pequeñas son, más obligan a contraer la musculatura. Recomiendo comenzar con unas un poco más grandecitas y, a medida que te vas ejercitando, pasar a unas más pequeñitas.

CONSOLADORES, VIBRADORES Y DILDOS ANALES

Para experimentar con el ano, lo mejor es usar un juguete que esté especialmente diseñado para eso. Utilizando este tipo de consoladores o vibradores, te aseguras de que no se rasgue nada, porque tienen una textura lisa, y junto con un buen lubricante puedes ir dilatando tus esfínteres anales de a poquito.

A diferencia de los vibradores y consoladores tradicionales, los anales tienen una base que evita que el juguete se pierda dentro del recto. Recuerden que la vagina cierra en la entrada del cérvix, y no hay manera de perder un juguete allí dentro. El recto no.

El material más habitualmente utilizado para estos juguetes es la silicona. Es hipoalergénica, no es porosa y se puede limpiar con facilidad. Se siente cálida al tacto, transmite muy bien las vibraciones y no resulta muy costosa.

### BUTT PLUGS

Los butt plugs están diseñados para mantenerse adentro del ano durante el juego sexual. Se trata de unos taponcitos en forma de cono o de arbolito de navidad, un triangulito al revés. Ese tipo de juguete penetra el ano y se queda ahí porque los esfínteres anales se contraen y lo sostienen en su lugar.

### BOLITAS ANALES

Están diseñadas para que vayan siendo retiradas gradualmente. ¡Ojo! Que no hay que confundirlas con las bolas chinas que van en la vagina. Este juguete suele constar de varias bolitas anales, no sólo dos, y tiene un anillo que permanece siempre por fuera para ir halándolas e ir haciendo la contracción y distensión de esfínteres, que es lo que causa placer en esa zona particular del cuerpo.

### ANILLOS DE PENE

Los anillos de pene son, precisamente, anillos que se colocan alrededor de la base del pene y generan presión cuando el hombre tiene su erección, lo que ayuda a mantenerla más rígida durante un tiempo prolongado. Es un juguete sexual muy popular que a menudo viene combinado con pequeños vibradores para que durante la penetración la mujer pueda sentir el movimiento contra su clítoris. Otra variante consiste en colocar el vibrador bajo los testículos, para que el hombre pueda usarlo durante su práctica masturbatoria o para recibir placer testicular y genital durante la relación coital con la pareja.

### BOMBA DE PENE

Se pusieron muy de moda en los años 70. ¿Qué hacen las bombas? Alargan transitoriamente el pene. Pero el principal motivo por el que se hicieron famosas es que muchos hombres disfrutan de la sensación de presión que da la bomba, parecida a la que ejercen los anillos. Este juguete es, básicamente, un cilindro en el que se coloca el pene. Allí se genera un vacío y esa succión ayuda a que corra la sangre y genere una erección bien firme; viene acompañado de un anillo de pene que se coloca en la base para mantenerla. La sensación de succión y presión que ejerce sobre todo el pene es muy placentera para muchos hombres. La bomba se puede utilizar para estimular otras partes del cuerpo, como las tetillas, por ejemplo.

MASTURBADORES DE PENE

Son masturbadores especialmente diseñados para hombres. Hay gran variedad; por ejemplo, unos huevitos pequeñitos, que parecen huevos de gallina, que vienen con unas rugosidades y unos lubricantes y se usan para masajearte o que te masajeen mientras te masturbas. Por el tipo de textura del juguete da la sensación de penetrar una vagina, una boca o lo que fuera. Hay de diferentes marcas y diseños, como el Fleshlight, por ejemplo, que es un modelo que parece una linterna.

JUGUETES PARA EL BDSM

Las vendas de ojos son un juguete tan sencillo como potente ya que, al eliminar la principal fuente de contacto con el mundo, enaltecen todo el resto de los sentidos. Es una muy buena manera de que quien recibe el placer pueda enfocarse ciento por ciento en lo que está sintiendo, concentrarse en las sensaciones que van apareciendo. No hace falta ir a un sex shop para conseguirlo: éste es el tipo de juguete sexual que se puede improvisar en el hogar.

Látigos, fustas, elementos de cuero, mordazas, paletas, son todas cosas que se usan muy habitualmente dentro de la fantasía fetichista, en juegos de ataduras, dominación y sumisión, sadismo y sadomasoquismo. En este mismo grupo, como el opuesto necesario, también estarían las plumas. Recuerden que habíamos hablado de lo rico que se siente la dualidad de lo duro/suave.

Para inmovilizar se pueden usar cintas adhesivas, cuerdas, tiras de cuero, las esposas, y para flagelar están los golpes con la mano, así como látigos, cañas, paletas, fustas, látigos de bajo impacto, de acuerdo con el grado de flagelación con el que te sientas cómodo.

Pinzamiento en tetillas y senos: hay algunas herramientas que ejercen presión fuerte sobre la punta del pezón, dejándola sin circulación sanguínea momentáneamente, y otras que dan descargas eléctricas de bajo voltaje, desatando desesperantemente deliciosas cosquillitas para quienes las disfrutan.

Piercings temporales, juegos de perforación, agujas, acupuntura. Para algunas personas, eso es parte del juego de erotismo y seducción. La cera caliente de velas que se derriten a baja temperatura... puedes dejar esas gotas caer sobre senos, pezones, entrepierna, el vientre bajo. Y por supuesto, su opuesto en sensación: el cubito de hielo. ¡Brrr!

## Juguetes premium vs. juguetes caseros

La de los juguetes de lujo es una categoría más bien nueva, que refiere a productos realmente caros, hechos de materiales premium y pensados para un público o consumidor exigente que está buscando algo bien exclusivo con que estimular su cuerpo. Son juguetes muy bien diseñados, hechos con los mejores materiales y los mejores motores. Es una categoría que sigue creciendo en popularidad.

Ahora bien, si no tienes el dinero ni el interés en gastar tanto por ellos, siempre está la opción de fabricar tus propios juguetes. Me parece importante aclarar que no es seguro encontrar alternativas caseras para todos ellos, pero en algunos casos es una opción muy recomendable. Se puede buscar diferentes texturas, cerdas de un cepillo, algodoncitos, una cuchara metalizada bien grande de la cocina o una de madera. Si no puedes conseguir un dildo, cuida de utilizar un condón bien higienizado para cubrir cualquier elemento fálico con el que pienses penetrarte, sea el mango de un cepillo o algún vegetal congelado.

## Películas pornográficas y literatura erótica

A mi parecer, tanto las películas porno como la literatura erótica entran en este rubro como "juguetes sexuales" en el sentido de que se pueden utilizar para la estimulación de pensamientos eróticos y, en última instancia, de la actividad sexual propiamente dicha. Están buenísimos como participación del juego y la fantasía en el sexo de pareja.

# Juegos sexuales

¿Qué es el placer? Una definición bien sencillita: son las sensaciones o sentimientos positivos y agradables causados por alguien, algo o alguna situación/circunstancia.

¿Cuánto conectamos realmente con el placer en nuestra vida diaria? Poco, realmente poco. Sin embargo, desarrollarlo en lo cotidiano es la forma de conectar con los grandes placeres de la vida. Yo creo que a las personas les cuesta mucho priorizarlo, porque el placer se define habitualmente como algo no tan importante.

Tienes una lista de cosas que hacer: llevar los chicos al colegio, entregar el informe, ir al súper, buscar unos documentos, llevar ropa a lavar... Y cuando la gente hace listados de quehaceres (cosa que muchos confeccionan literalmente, y van tachando), eso da una sensación de "tarea cumplida", de que se logró algo. Y yo creo que casi todo el mundo se deja llevar por ese tipo de "cosas importantes" que tienen que hacer. Los deberes son considerados serios y urgentes, y lo placentero es visto como diversión, algo que no tiene tanto peso, algo ligero.

Pero el placer en lo cotidiano es esencial; si uno lo pierde, pierde la alegría de vivir, la inspiración.

Y me refiero a cosas bien sencillitas, que no se relacionan con lo erótico. ¿Hace cuánto que no disfrutas del olorcito de la grama recién cortada? ¿Hace cuánto que no te permites respirar así grandote, para llenarte de aire todo el cuerpo? ¿Cuántas veces te pasa que vas por la calle y ni te diste cuenta de que hoy hay luna llena, y está gigantesca y gloriosa, dándote desde allí arriba un espectáculo único?

Esos instantes, pequeñitos, son fundamentales, nos brindan en apenas segundos una fortaleza y una energía únicas.

Una persona que empieza a disfrutar del placer es una persona más feliz y positiva. Y básicamente se diferencia del resto porque está más atenta al placer que pueden proporcionarle sus sentidos. Es sencillo: uno siente placer cuando ve un lindo atardecer y se toma el tiempito para mirarlo. Y eso tan simple te nutrió de belleza, hizo la diferencia en ese día que estaba destinado a ser el mismo viejo y rutinario día. Y la ventaja está en ver lo extraordinario en lo cotidiano. Son maneras de tener experiencias sensuales no eróticas.

## Un viaje erótico a través de los sentidos

Focalizarnos en los sentidos para ampliar y recrear nuestro repertorio amatorio es una idea que encuentro particularmente maravillosa y superespecial. Tacto, vista, audición, gusto, olfato e imaginación (que es nuestro sexto sentido) se amplifican de manera tal que nos brindan experiencias completamente renovadas. Y tienen además un beneficio adicional, vital para que la vivencia erótica sea increíble: estar en el aquí y en el ahora. Cuando estás pendiente de lo que sientes, es más difícil que tu cabeza se distraiga y te impida vivir plenamente esto que está sucediendo con tu pareja. Estar concentrado en lo que estás haciendo aumenta tus posibilidades de disfrute.

Si te enfocas en los placeres que tus sentidos son capaces de darte, fortalecerás tu relación sexual y, por ende, tu relación de pareja. Los dos se sentirán más en sintonía, más unidos, más en equipo.

Los invito entonces a que demos inicio a este viaje erótico por los sentidos. Empecemos por lo más simple, que es sentir, escuchar, oír, saborear y oler los placeres del sexo, para luego, cuando esto nos salga más naturalmente, lo ampliemos a cosas más divertidas y complejas, sumando mayor diversión y más y más placer al juego de adultos más exquisito de todos: el juego sexual.

Aquí les voy a dar una guía, una especie de hoja de ruta para que sigan este recorrido. Les cuento que no tienen que focalizarse en todos los sentidos en cada encuentro. Pueden escoger uno, o tal vez dos o tres... Lo interesante es que le den novedad a cada encuentro que tengan: si hoy te concentraste en lo auditivo, pues la próxima vez eliges otro camino, como el del olfato. No es que necesariamente cada vez que te dispongas para el sexo debas pensar: "¿Y qué sentido uso hoy?". Eso lo sentirás de manera natural, espontánea.

Para mí, el viaje a través de los sentidos es la forma más fácil de salir de la rutina. No necesitas hacer una superproducción, no requiere de muchísimas horas de planificación, es algo que rápidamente te ayuda a innovar y tiene resultados fabulosos.

Lo que les sugiero es que encuentren cuáles son sus favoritos y elijan y creen las variantes que les gusten más. Yo simplemente les doy algunas ideas para que pongan el motor en marcha. ¡El resto depende de su imaginación y creatividad!

### *Viajando por el sentido visual*

Aquí tienes unas cuantas ideas para que el viaje por el mundo de las imágenes sea una experiencia rica y altamente motivante:

- *La iluminación.* ¿Cuál te gusta más: la luz total o la luz de una velita? Yo creo que la mayoría de las mujeres vamos a elegir luces más suaves, porque son menos intimidantes y nos favorecen. No dejan que se nos vean tanto las marquitas de celulitis ni las estrías. Nos dan un colorcito más bronceado, y sentirnos más bonitas nos brinda seguridad. Entonces, ¿qué puedes hacer para que la luz sea la más sensual? Luz de velas; cambia los foquitos de la lamparita de noche por unos más tenues o de color ámbar o rojo; puedes poner un pañuelito sobre la lámpara, o dejar la puerta entreabierta para que la luz exterior sea la que los ilumine, o bien permitir que a través de la ventana entre la luz de la luna.

- *Espejos.* Jueguen a ser voyeurs de ustedes mismos. Los espejos donde pueden verse haciendo el amor son superexcitantes. Si no, ¿por qué creen que la mayoría de los "hoteles de amor" los tienen? No es necesario que coloques uno en el techo, pero acerca a la cama ese espejo que tienes en la pared para que esta noche ambos disfruten de la poderosa y fascinante imagen de ustedes dos haciendo el amor.

- *Cámaras de video.* ¿Y qué tal la idea de grabarse? ¿Se animan? Hoy es muy fácil acceder a una camarita. Ya el solo hecho de grabarse es una experiencia erótica riquísima para muchas parejas, y un increíble estímulo para cuando se vuelvan a ver. Sólo una recomendación: recuerden borrar o guardar muy bien el video, y no dejarlo al alcance de los niños.

- *Sesión de fotos hot.* Permite que él te tome unas fotos increíbles en poses bien sexies. Tienen que ambientar la situación: luz adecuada, una música que acompañe y prendas que te hagan sentir cómoda y sensual a la vez. La misma sesión puede ser lo suficientemente estimulante como para que a la quinta foto ya estén enredados el uno con el otro y no se pueda determinar dónde está la pierna de cada quien. Si logran terminar con la sesión, ver esas fotos les será un maravilloso incentivo para la próxima. Si te animas a ir más allá, busca a un fotógrafo profesional y sorprende a tu pareja con esas imágenes. ¡Conviértete en su chica de tapa hot!

- *Lencería sensual.* Si no lo han hecho, es el momento de que renueven su ropita interior. ¡¡¡Los dos!!! Porque la verdad es que unos bóxer viejos no son para nada sensuales. Cuando hablo de lencería, no me refiero a que necesariamente tenga que ser negra, de puntillas y encaje, sino la que más los erotice a ambos. Para algunos hombres, los inocentes conjuntos de algodón blancos pueden ser mucho más poderosos que los de una dominadora en rojo. Como datito, les paso los resultados que obtuvimos en una encuesta que hice en mi página web. El color de lencería ganador fue el rojo, preferido por un 33% de los hombres; le siguió el negro con un 30%, y el blanco con un 22%, mientras que el resto se repartió en los otros colores.

- *Pónganse lindos.* Para nosotras, maquillaje, un cambio de look, una tontera como pintarse un lunarcito cerca de la boca puede hacer la diferencia. Para ellos, estar arregladitos, vestirse de una manera diferente puede ser suficiente. Prueben arreglarse como si tuvieran una fiesta, que no hay mejor fiesta ni más divertida que jugar juntos en la cama.

- *Posturas que les permitan verse.* El clásico misionero es muy rico, aunque no es muy visual. Pero si tú te pones arriba, él podrá verte en todo tu esplendor y te facilitará a ti ver cómo te penetra, mientras tus senos brincan y tus caderas se mueven. La posición del perrito le dará a él una magnífica vista de tu espalda y tus caderas, a la vez que podrá ver cómo su pene entra y sale de tu vagina. De acuerdo con sus preferencias, elijan las posturas que les permitan ver y admirar lo que los excita más.

- *Sexo oral.* Una imagen a la que ningún hombre puede resistirse es la de una mujer que lo mira a los ojos mientras lame su miembro. Y si él te mira a ti mientras estimula tu clítoris, ¡tendrás placer doble!

- *Masturbación.* Es muy erótico ver cómo el otro se masturba. Usualmente pensamos que a ellos los enciende más esta imagen, pero prueba ver qué sucede si ahora tú lo observas a él.

*Viajando por el sentido auditivo*

- *Música, maestro.* La música posee una magia particular para ponernos en ambiente, nos transporta y nos ayuda a vivir "películas" diferentes en nuestras cabecitas. Nos puede hacer sentir más sensuales, románticos, agresivos, aventureros. Así que escojan la música que esté a tono con su sensualidad de hoy.

- *Los sonidos de la naturaleza.* Incorporar los sonidos de la naturaleza a nuestra cama puede ser increíble. Aprovecha estas oportunidades para sentirte en comunión con tu pareja y el mundo que los rodea.

- *Gemidos.* Que no nos dé vergüenza expresar los sonidos del placer. Son poderosísimos porque están íntimamente ligados a lo que asociamos con porno; y lo que asociamos con porno provoca excitación sexual. Los gemidos son algo muy tribal, cavernícola, salvaje, pasional, instintivo. Nos conectan con ese sexo que no podemos aguantar. Presta atención a los sonidos de tu pareja cuando está excitado/a. Te aseguro que tu excitación se irá hasta el cielo.

- *Palabras de alto voltaje.* Me voy a detener un poco en esto, porque es algo que a las mujeres generalmente nos cuesta y mucho. Los científicos han comprobado que escuchar palabras cargadas de alto voltaje erótico estimula la transmisión de dopamina, una hormona que juega un rol esencial en la excitación sexual. Esto significa que, usando las palabras indicadas, podemos aumentar la intensidad emocional y física de la experiencia. A los hombres les salen un poco más fácilmente, pero ¿a nosotras? Mmmm... A no ser que tú seas una estrella porno, que con toda naturalidad y erotismo puedes lanzar un "párteme en dos", la realidad es que nos paralizamos cuando nuestra pareja, en medio de la pasión, nos pide que le digamos "cositas sucias". Nuestra cabeza puede que se llene de pensamientos, tal vez por ahí nos bailotee alguna frase que podríamos decir... pero la realidad es que nos congelamos. Y entonces, de nuestra boca no sale ni una sola palabra. Es más, ¡hasta podemos olvidar en qué asunto andábamos! Pero no es cuestión de entrar en pánico y privarnos del gran placer que puede darnos el erotismo verbal, sino de tomar cartas en el asunto y aprender a comunicarnos con "alto voltaje". He aquí algunos consejos:

– Jadeos y respiraciones agitadas primero. Para iniciarnos en la conversación erótica, es mejor que comencemos por "sugerir" más que hablar. Unos "oohh, aahh" sensuales y en el momento justo pueden hacer que nuestra pareja explote, y nosotras aún nos mantendremos en una "zona de confort".
– El "cómo" vale más que el "qué". En ocasiones, no es tanto lo que dices sino cómo lo dices. Alto voltaje no quiere decir que tengas que ser procaz, soez o vulgar (a veces...). Puedes usar las mismas frases de siempre, con la diferencia de darles un tono más sensual y haciendo énfasis en ciertas palabras. El clásico "qué te gustaría ahora" o el "qué rico cuando me tocas ahí" suenan diferentes si los acompañas de un jadeo y susurras las palabras clave.
– Hazle saber lo que vas a hacer. Es importante recordar que las conversaciones de alto voltaje no sólo se dan durante el sexo. Tómalo fuera de guardia y, cuando menos lo espere, susúrrale al oído qué le vas a hacer y dónde, y dale el punto final a tu frase con un besito húmedo en su oído. Esta clase de juego previo ciertamente lo estimulará, especialmente en las zonas que le has nombrado.
– Describe tus sensaciones. Focalízate en tus sensaciones y en la manera en que tu cuerpo se estremece, y luego descríbele todo eso a él. No es necesario que sobreactúes, simplemente relata lo que estás sintiendo. ¡A los hombres les encanta saber cuánto te excitas!

- Introduce ciertas "palabritas". Los hombres adoran que nombremos las partes de su cuerpo con palabras un poco más fuertes que las que nos brinda el diccionario ginecológico. ¿Qué palabras se te ocurren?
- Inspírate. El mayor problema de este tipo de conversaciones es pensar qué decirle. Si no se te ocurre nada, pues siempre es bueno buscar "fuentes de inspiración". Libros eróticos, películas para adultos y las hot lines pueden ser inspiradores y regalarnos algunas frases que podemos incorporar a nuestra conversación.
- Practica. Una vez que hayas escogido tus palabras y frases clave, debes practicarlas cuando estés a solas. Dilas en voz alta una y otra vez, hasta que suenen como a ti te gusta y se te haga natural poder decirlas cuando estés con él. Las cosas que pueden sonar tontas o "raras" las primeras veces que las decimos se vuelven normales y fáciles después de la quincuagésima repetición.
- Inclúyelo. Otra estrategia es que lo incluyas a él en la conversación: "¿Te gusta cuando me toco aquí?", "dime cómo te gusta".
- Masajea su ego. Elogiar las partes de su cuerpo que te gustan mucho es un infalible: levanta la autoestima y enciende pasiones. Los hombres también son susceptibles a los halagos (no sólo nosotras), y un ego bien posicionado conduce a ¡un sexo celestial!
- Anúnciale tu orgasmo. Tal vez, la mejor frase que puedes decirle es: "¡Estoy llegando!". ¡Eso los mata! Tan simple y tan poderoso. ¿Por qué? Porque disparas su ego hasta las nubes, haciéndole saber que ha logrado llevarte hasta el máximo éxtasis. Y al anunciar la llegada de tu orgasmo amplificas las sensaciones y el pla-

cer para ambos. Además, dado que la mayoría de los hombres están listos para llegar al clímax antes que las mujeres, es una manera de darle permiso para que él libere el suyo. Definitivamente, esa frase es música para sus oídos.

– Palabras románticas. Tal vez ellos no sean tan fanáticos de este tipo de lenguaje, ¿o sí...? Habrá que probar. Pero a nosotras sin dudas nos gusta que nos digan cosas bonitas, románticas, cuánto nos quieren, cuánto les gustamos. Así que, señores, si están tratando de reconquistar a sus parejas después de años de estar juntos, introduzcan algunas palabras románticas mientras les hacen el amor.

*Viajando por el mundo de los aromas*

- *Anímense a los olores corporales.* En un importante estudio, que se realizó en la Universidad de Bremen, se descubrió que el 49% de las mujeres y el 47% de los hombres fueron estimulados sexualmente por el olor corporal sin perfume de sus parejas. Cuando se usaron perfumes, los resultados fueron que el 45% de las mujeres y el 48% de los hombres se sintieron estimulados. Mientras que los aromas íntimos o después de haber tenido sexo encendieron al 43% de los varones y al 26% de las chicas. En la misma investigación se obtuvo que varias personas recurren a la ropa usada anteriormente por sus parejas como manera de estimularse sexualmente. Así que no enmascaremos los aromas del sexo, porque el olor natural, a puro hombre y pura mujer, puede ser mucho más poderoso que el más caro perfume francés. Les propongo que lentamente hagan un recorrido olfativo por el cuerpo de su pareja. Maravilloso para ustedes y para el otro también, porque ese suave roce, a modo de caricia, de tu nariz con su cuerpo le generará sensaciones táctiles increíbles y excitantes. Por supuesto, no evites jamás los aromas genitales, el olor vaginal y ese olor a testículo que siempre es tan particular (cada vez que lo menciono, las chicas se ríen porque saben perfectamente a qué me refiero). Cuando estás oliendo sus genitales significa que tienes tu cabecita ahí abajo, en una cercanía que no se da con nadie más. Son aromas erotizantes, más allá de cómo huelen en sí, porque sabes perfectamente que sólo puedes percibirlos en un contexto de intimidad.

- *El beso de nariz.* Dicen que es un beso típico de la China y que es sumamente sensual. ¿Cómo lo hacen? 1. Coloquen su nariz en la mejilla de su persona querida. 2. Entrecierren sus ojos e inspiren profundamente por la nariz. 3. Sin tocar la mejilla, con su boca hagan como que dan un beso. Al dar ese beso al aire, se produce un mayor paso de aire de la cavidad bucal a la nariz y se puede percibir mejor el olor, así como hacen los degustadores de vino, que antes de beber, ¡lo huelen! Una nueva manera de besarnos que vale la pena probar.

- *Aromaticen el ambiente.* Ciertas esencias incrementan el oxígeno en nuestros cerebros, lo que afecta nuestras emociones, actitudes, niveles hormonales y energía. Las más asociadas como incentivadoras de la libido son la vainilla, la canela y la pimienta negra. Otros aromas que también suelen funcionar muy bien son el jengibre, la lima, la lavanda, el pachulí y la rosa. Es fácil darle este olorcito a tu casa, sin tener que hacer grandes cosas. Hiervan en agua unas ramitas de canela, con jengibre y cardamomo. El aroma es fascinante, pero pueden ir más allá y agregarle té negro, azúcar y leche. Acaban de preparar el famoso chai de la India, que además ¡es riquísimo y energizante! Estos aromas cálidos son una maravillosa forma de poner el ambiente acorde para el sexo, para que ambos puedan relajarse y sentirse listos para el apapacho y los besos.

- *Perfumes.* "¿Qué se pone para dormir?", "Un poco de Chanel Nº 5." Ya saben todos quién dio la respuesta, ¿verdad? Claro, ¡la fabulosa Marilyn! Dormir desnudos, con sólo perfumito puesto, es una clara invitación a disfrutar pasionalmente. Animémonos a ser una Marilyn por esta noche.

*Viajando por el mundo de los sabores*

- *Cómete a tu pareja.* Te propongo ahora que te comas a tu pareja. Pero antes de sacar la crema batida y esparcírsela por su cuerpo, concéntrate en los sabores naturales, en el verdadero, único, especial y riquísimo sabor de tu pareja. Lame cada parte de su cuerpo con la clara intención de saborearla. Identificarás que cada zona tiene un gustito diferente: más salado, dulce, ácido, amarguito... Mientras lo haces, cada sabor se irá intensificando, así como también los aromas particulares, y se entremezclarán los estímulos. Tú disfrutarás de este viaje, porque nada más rico que comerte a tu pareja; y tu pareja se sentirá en el cielo: ¿qué puede ser más sabroso que lo chupeteen a uno por todas partes?

- *Poniéndole sabor.* Ahora sí... busca en la cocina todas las cremas, siropes, jaleas, dulces y salsas que te gusten. Yo recomiendo los más espesitos, especialmente cuando vamos a embadurnarle su pene, porque para comernos toda la cremita de chocolate o la miel hay que chupetear ¡y mucho! También pueden untarse todas las zonas del cuerpo que deseen.

- *Lubricantes y aceites saborizados.* Hay muchos en el mercado y están especialmente indicados ¡para comernos mejor! Dense una vueltita por el sex shop y prueben aquellos que más les llamen la atención.

- *Nueve semanas y media.* ¿Quién no ha visto la famosa secuencia en la que él la erotiza dándole de probar diferentes alimentos mientras ella tiene los ojos vendados? La película tiene ya sus cuantos años, pero la idea sigue siendo tan efectiva y sensual como siempre.

- *Bandeja de sushi.* En algunos restaurantes japoneses, a los hombres les sirven un original sushi, dispuesto bellamente sobre el cuerpo de mujeres hermosas. Tal vez la idea nos suene un poco excesiva para llevarla a casa... o tal vez a ustedes les funcione increíblemente. Sugerencia: antes de convertirte en bandeja de sushi, muéstrale a tu pareja una foto o video de esta situación. En internet encontrarás mucho material. Mira cómo reacciona, y si le gusta, llama a tu restaurante de sushi preferido y haz el pedido.

- *Variemos la temperatura.* Siempre recomiendo este jueguito, porque sé que los cambios de temperatura son muy excitantes. Les doy unas sugerencias:
  - Haz el amor contra una ventana fría. Pon tus *boobies* en contacto contra el vidrio. Tus pezones se ponen increíbles, él los siente. Ambos están apoyados contra esa ventana, lo que les da el condimento extra de que alguien los pueda ver...
  - Aceite caliente. Nada más rico en una noche de frío que nos esparzan un aceite tibio sobre el cuerpo. Haz que el aceite caiga en gotitas, y luego empieza a darle un fabuloso masaje erótico.
  - El juego de las velas. Este juego se hizo muy conocido a partir de una película que protagonizó Madonna, allá a principios de los 90, llamada *Body of Evidence* (*El cuerpo del delito*), en la que ella derramaba cera muy caliente sobre el cuerpo de Willem Dafoe y lo dejaba, por cierto, lleno de marcas y quemaduras. El juego de la cera es muy sensual y muy popular entre los que practican actividades sadomasoquistas. Pero nosotros no tenemos por qué volverlo un juego en el que nos lastimemos. Este juego consiste en ir echando gotitas de cera sobre el cuerpo del amante. La idea no debería ser causarle dolor, sino despertar diferentes sensaciones de temperatura y generar un clima muy sensual con la luz de las velitas. Para practicarlo hay que tener ciertas precauciones, y lo más importante es elegir el tipo de vela que van a usar. Primero les digo qué velas no utilizar: ninguna fabricada con cera

de abeja, ¡son muy muy calientes! ¡Tampoco usen velas de gel! Utilicen velas de colores claros, pues éstas se queman a temperaturas más bajas que las oscuras. Las que recomiendo son las que venden en los sex shop para hacer masajes, que están especialmente indicadas para este jueguito. ¿Cómo las van a usar? Deben encender una vela desde el principio del encuentro para dejar el ambiente con un aroma de lo más sensual. Tienen que esperar unos veinte minutos, hasta que se vaya derritiendo. Luego, apaguen la velita. Ahora, prueben la temperatura de la cera, y si está en un nivel apto, la van derramando sobre el cuerpo de su pareja. La sensación es muy placentera, ya que la cera está calentita pero no quema ni deja marcas. Y luego, para terminar, les aconsejo que con el aceitito derramado aprovechen para darle un masaje de lo más rico y erotizante a su pareja. Una manera de combinar sensaciones fuertes y adrenalínicas, como el hecho de echar la cera en el cuerpo, y sensaciones muy placenteras, ¡como los masajes eróticos! Si quieren hacer esta experiencia un poco más hard, cubran los ojos de su pareja con un pañuelito, así sube el nivel de adrenalina con cada gotita que cae en su cuerpo, sin que sepa dónde sucederá.

– Frío-calor. Aquí tienen que tener a mano unos cubitos de hielo y té caliente. Y además, ¡el cuerpo de su pareja! Toman un sorbito de té caliente y lamen su pene, por ejemplo. Luego, chupan el hielito, y siguen dándole besitos y lamidas. Van alternando ambas sensaciones, algo que sin dudas llevará el sexo oral hasta el ¡próximo nivel!

- Lubricantes especiales. Hay ciertos lubricantes para el área genital que generan diferentes temperaturas y, de esa manera, maximizan la excitación y la experiencia erótica. Si no los probaste, es una manera muy sencilla y fácil de empezar a refrescar tu vida sexual.

- *Texturas, texturas y más texturas.* Juega a ser una pantera negra y usa uno de esos pantalones finitos agamuzados para enredarte entre sus piernas. La sensación es demasiado rica como para describirla. Tus medias panties sobre su cuerpo también pueden hacer maravillas, o prueben con ropa de cuero si se sienten más salvajes. Experimenta con pasarle o hacer que te pase una plumita, un pañuelito de seda por todo tu cuerpo. ¡Puro escalofrío! También pueden hacer cosas más de tipo sado, dándose palmadas o latigazos, que hacen que arda un poquitito la piel. La intensidad del juego depende de sus gustos y, sobre todo, de estar muy atentos a las sensaciones del otro. ¡¡¡La idea es que siempre la estén pasando bien!!!

- *Masajes eróticos.* Los masajes son una gran experiencia erótica, pues se concentran en uno de los placeres más riiiicos que tenemos: ¡las caricias!, ¡puro tacto! ¿Cómo hacerlos? Lean estos consejos y pónganlos en práctica:
  - Preparen el escenario. Los masajes deben darse en un ambiente apacible e íntimo... Usa luz de velas y pon una música suave, ¡que disfruten los dos! También, puedes aromatizar la habitación con inciensos.
  - Relajación. Tanto quien da el masaje como quien lo recibe deben entregarse a la experiencia, y ¡eso significa que tenemos que relajarnos! Antes que nada, hagan res-

piraciones profundas y no piensen en nada más que en dar y recibir.

- La previa. Podemos comenzar con un masaje exploratorio y suave por todo el cuerpo de la pareja, asegurándonos de no incluir los genitales de entrada. Recuerden que el objetivo es disfrutar de nuestro cuerpo en su totalidad, no solamente de aquellos puntos de placer más intensos y más conocidos.
- Los pies. Luego nos concentramos en los pies, ya que junto con el placer que proporciona, el masaje tiene un efecto relajante y revitalizador para todo el cuerpo. Pueden tomar los deditos de sus pies y lamerlos y chuparlos de manera bien sexy mientras masajean el resto con sus manos.
- Acariciando el cuerpo y otros estímulos. De los pies vamos subiendo, evitando, nuevamente, los genitales. Se pueden acariciar muslos, vientre, pecho, espalda, nalgas, brazos, hombros, cuero cabelludo, cara; sin ningún orden en particular, sino siguiendo lo que nos provoque en el momento y se sienta cómodo. Además de acariciar con las manos, el masaje erótico puede incluir otros estímulos, como besar, lamer, soplar sobre la piel, y palpar el cuerpo de la pareja con el pecho o el pelo.
- Usa tu cuerpo y tu imaginación. Si le estás dando un masaje a tu pareja, puedes acariciar su espalda suavemente con tus senos o con tu cabello. Las sensaciones generadas y el erotismo agregado son inigualables. También pueden utilizarse plumas (¡son un éxito!), telas, especialmente seda y otras texturas, para friccionar contra la piel de la pareja y variar las sensaciones que se generan. Si lo deseas, puedes vendar los ojos de

tu pareja, para sorprenderlo ¡y excitarlo con cada nuevo toque!

- *Combina soplidos, arañazos y mordiscos.* Dependiendo del humor en que estén, querrán ir variando la intensidad de sus toques. Los mordiscos transmiten mucha urgencia sexual, son superpasionales; por su parte, los arañazos son un claro indicio de que te has convertido en una fiera repleta de placer. Sentir el cálido aliento del otro cerca de la oreja nos pone los pelitos de punta... y muy suave sobre los genitales resulta muy calmante cuando venimos de una sesión intensa.

- *Descubre nuevas zonas erógenas.* ¿Has probado chupar los dedos de sus pies o de sus manos? ¿Acariciar sensualmente su cuero cabelludo? ¿Rozar su frente con tus pestañas, como si de pequeños besitos de ojos se tratase? ¿Darle un beso pequeñito pero húmedo justo en su mejilla? Les recomiendo que prueben alguna de estas opciones. Si nunca lo han hecho, sus resultados los van a sorprender.

- *Sexo en un jacuzzi o tina caliente.* Hacer el amor en el agua es una delicia. El agua nos vuelve más livianos y ágiles, por lo que podemos lograr posturas que de otra manera no haríamos. Pero sobre todo, el agua corriendo por nuestros cuerpos genera la magia.

## El sexting

¿Sabían que un 80% de los adultos encuestados en un estudio presentado en la 123 convención anual de la Asociación Americana de Psicología (APA, por sus siglas en inglés) admitieron haber hecho sexting en el último año? El término "sexting" viene de la contracción de las palabras *sex* ("sexo" en inglés) y *texting* ("mandar mensajes de texto" en inglés) y refiere a enviar o recibir contenido explícito y/o sexualmente sugestivo —ya sea un mensaje escrito, alguna foto, audio o incluso video— utilizando primordialmente el chat de un teléfono móvil. Las investigaciones determinaron que el 88% de los encuestados habían sexteado en el pasado, y un 82% tan recientemente como en el último año. Cerca de un 75% lo hizo dentro del contexto de una relación comprometida, mientras que 43% hizo sexting como parte de una relación casual.

La tecnología avanza y la expresión de la sexualidad humana se va ajustando a esos cambios. Cuando salió el VHS en la década de los 80, aumentó drásticamente la cantidad de pornografía casera, porque el hecho de tener una cámara de video en casa, a mano, nos daba un poder enorme, el de expresar y vivir fantasías, mirarnos, exhibirnos, ser mirados, mostrarnos.

El sexting es otra vía de expresión sexual que nos ofrece la tecnología, y claramente no es sólo entre adolescentes que ha cobrado popularidad. ¡No es para menos! La encuesta además encontró que aquellas personas que hacían sexting con mayor regularidad reportaban tener índices de satisfacción sexual mucho más elevados, particularmente entre parejas estables y comprometidas a largo plazo. Como juego de seducción entre parejas, el sexting tiene muchas ventajas: ayuda a calentar motores y a verbalizar o visualizar fantasías, activando una línea directa de comunicación erótica con la pareja. Recuerda que con las imágenes y las palabras vas construyendo un contexto erótico dentro del cual explicitas a tu pareja lo que quieres, cómo lo quieres, qué te gusta y cómo te calientas. No sólo es contenido de alta carga erótica, sino que también tienes la ventaja de poder comunicar ideas y fantasías para potencialmente descubrir en pareja.

Si bien las imágenes y/o los videos que se comparten vía sexting no tienen que ser propios, lo cierto es que la gran mayoría de las personas que sextean aprovechan para protagonizar su propio momento porno para el disfrute de su pareja. Teniendo esto en cuenta, hay algunos temas a los que tendríamos que prestar especial atención:

- *Proteger la privacidad.* Son infinitas las historias que escuchamos en los medios de comunicación sobre el filtrado de fotos eróticas o pornográficas de famosos y este problema se agravó, por supuesto, con la posibilidad de enviar imágenes nuestras por medio de dispositivos móviles. Entonces, aunque creamos que a nosotros no nos va a pasar algo así, no está bueno que tus fotos estén dando vueltas de teléfono en teléfono. De las personas que realizan o realizaron sexting alguna vez sólo un tercio pide que esos mensajes sean borrados, y esto es un potencial problema. Si bien entre personas adultas no se corre el riesgo de estar distribuyendo pornografía infantil al enviar una selfie explícita (que sí es un problema muy grande en el caso de los adolescentes, pero eso lo vamos a charlar más adelante), una vez que envías una imagen, queda en el ciberespacio y ya nunca podrás eliminarla completamente de allí. No te confíes. Por más que te digan que el material no se compartirá con nadie más, el siguiente dato no es menor: el 20% de las personas que reciben este tipo de material lo muestran a otro. Entonces, recomiendo prestar mucha atención a la persona con la que decides sextear, y asegurarte de estar en confianza y de que cumpla con borrar el contenido una vez que lo disfruten entre ustedes.

- *Comunicar tus fantasías*. Como les decía anteriormente, el sexting nos obliga a verbalizar lo que sentimos, lo que nos calienta. Por medio de los mensajes y las imágenes vamos armando un contexto, hacemos relatos, descripciones de las cosas que nos gustan o que nos gustaría que nos hiciera nuestra pareja, cómo desearíamos que fuera algún encuentro... capaz que el próximo encuentro. Aprovecha esta circunstancia para mencionar juegos potenciales, cositas nuevas que te gustaría agregar para condimentar el sexo, dar a conocer tus fantasías, ver cómo reacciona tu pareja, si de una manera entusiasta o feliz o si genera algo de rechazo. Es un modo muy productivo de encontrar nuevos juegos para compartir juntos y nos permite explotar nuestra parte creativa, imaginativa y comunicativa.

- *Chequear que el otro esté disponible*. No mandes nunca una foto o un mensaje a mitad del día sin asegurarte de que el otro puede leerte y responderte sin problemas. No tienes cómo saber siempre exactamente en qué situación se encuentra el otro y ¡no queremos que en medio de una reunión laboral algún compañero de tu pareja justo alcance a ver tu foto MÁS *pornolicious*! Entonces por ahí considera preguntar, tantear, y una vez que te asegures de que nadie indeseado va a estar mirando esa pantalla, da rienda suelta a tu seducción virtual.

- *Tener total confianza en el otro*. Si no es tu pareja estable, asegúrate de tener confianza total en tu compañero de sexting. Si es tu pareja estable, asegúrate de estar a gusto con el juego y no sentirte de ninguna manera presionada al sexting.

Si aún no acostumbran hacer sexting, es posible que de entrada les parezca un tanto extraño. Alguno de los dos o ambos podrían sentirse intimidados o incluso tímidos, pero si logran conectar con el código en pareja propuesto en este juego virtual, puede ser sumamente provechoso para tu relación.

Entonces, ahora sí, las cuatro reglas generales del sexting:

1. Confía en la persona con quien lo estás haciendo.
2. Pídele y asegúrate de borrar todos los materiales compartidos.
3. Evita que salga tu rostro.
4. ¡Disfruta!

# Cuidados y métodos anticonceptivos

Aprovechemos un momentito para repasar algunos métodos anticonceptivos y de protección sexual, y sus características:

CONDÓN

Es una funda de látex que se coloca sobre el pene, evitando así el contacto de flujos peneanos y flujos vaginales antes, durante y después de la eyaculación. Es el único método anticonceptivo que a su vez sirve como barrera para evitar el contagio de enfermedades de transmisión sexual. Cuando se usa regular y correctamente, tiene un índice de efectividad anticonceptiva de hasta un 90%. Si se usa incorrectamente, la efectividad baja a un 85%. Para los alérgicos al látex, es posible encontrar alternativas con otros materiales, como el nitrilo.

CONDÓN FEMENINO

Es una funda de poliuretano con dos anillos flexibles en cada extremo que se ajustan a las paredes de la vagina. Uno de los extremos está cerrado, mientras que el otro permanece abierto. Funciona atrapando el semen una vez que es eyaculado dentro de la vagina. Su efectividad anticonceptiva es de un 95%, mientras que su efectividad como barrera de transmisión de enfermedades venéreas es de un 97,1%.

**Regla de oro:** el látex mata al látex. Nunca utilicen dos condones al mismo tiempo (femenino y masculino, por ejemplo), porque el roce puede hacer que se rompan. Con un único condón bien puesto desde el principio alcanza.

ESPERMICIDAS

Pueden ser óvulos, cremas, jaleas o espumas. Los que contienen nonoxynol-9, una especie de detergente, destruyen la membrana de los espermatozoides. Su efectividad anticonceptiva es de un 80%. En los últimos tiempos se desalentó el uso de espermicidas porque no se recomienda el uso del nonoxynol-9.

PASTILLAS ANTICONCEPTIVAS

Seguramente el método anticonceptivo más popular en la actualidad, se trata de pastillas hormonales que se consumen oralmente. Vienen en una variedad de combinaciones hormonales que básicamente logran suprimir la ovulación en la mujer, imposibilitando así el riesgo de embarazos en más de un 99% de los casos, cuando se utilizan correcta y regularmente. Sin embargo, no proveen ningún tipo de protección ante enfermedades de transmisión sexual.

INYECCIONES HORMONALES

La más conocida es la Depo-Provera, con un efecto anticonceptivo que dura aproximadamente tres meses. Algunas mujeres experimentan aumento de peso y períodos irregulares como consecuencia de su uso. Lunelle es otra inyección hormonal, pero mensual. Contiene una combinación de estrógeno y progesterona, que trabajan en conjunto. La eficacia de las inyecciones hormonales, cuando son suministradas adecuadamente, excede el 99%. Como otros métodos anticonceptivos hormonales, Depo-Provera y Lunelle funcionan inhibiendo la ovulación. Cabe resaltar que estos métodos anticonceptivos no proveen ningún tipo de protección contra enfermedades de transmisión sexual.

PARCHE ANTICONCEPTIVO

Recientemente aprobado por la FDA, el parche anticonceptivo es una de las opciones más convenientes para aquellas mujeres que desean la seguridad de un método anticonceptivo hormonal con la comodidad de no preocuparse por ello a diario, como es el caso de quienes usan la píldora anticonceptiva. Este pequeño parche (de 4x4 centímetros) se coloca directamente sobre la piel y se cambia semanalmente. Funciona transmitiendo hormonas a través de la piel, hasta el flujo sanguíneo. Las hormonas que contiene el parche son semejantes a las utilizadas en píldoras anticonceptivas, por lo que los efectos secundarios del parche son similares a los de la píldora. Éstos, sin embargo, no son graves en su mayoría. La efectividad de este método es muy alta, y una de sus ventajas más destacables es que no interrumpe la actividad sexual, permitiendo así que ésta se dé con mayor naturalidad, relajación y espontaneidad. Sin embargo, esta alternativa no protege contra el VIH u otras enfermedades transmitidas sexualmente.

ANILLO VAGINAL

El anillo vaginal para la contracepción es un aro transparente muy flexible que la mujer coloca por sí misma en su canal vaginal. Este anillo permanece dentro de la vagina de la mujer por espacio de un mes, y provee protección hormonal para prevenir embarazos. Al igual que el parche anticonceptivo, el anillo vaginal no interrumpe la actividad sexual de ninguna manera, pero tampoco protege contra enfermedades de transmisión sexual. Previamente debe consultarse con un médico para asegurarse que la mujer es buena candidata para recibir el tipo de hormonas que administra este método. Una ventaja adicional a la alternativa del parche es que el anillo se cambia mensualmente y no semanalmente como el parche. Su nivel de eficacia es muy alto, como en todos los anticonceptivos hormonales.

### CAPUCHÓN CERVICAL Y DIAFRAGMA

Estos métodos de barrera son muy similares entre sí. Se trata de capuchones de goma suave (el capuchón cervical es más pequeño que el diafragma), que se colocan sobre la apertura del cérvix de la mujer (apertura del útero), evitando de esta manera que los espermatozoides puedan entrar al útero y fertilizar un óvulo allí. Estos capuchones de goma se utilizan en conjunto con cremas espermicidas de manera que también vayan matando los espermatozoides al contacto como prevención, en caso de que el aparato se haya colocado incorrectamente. Su efectividad, cuando es usado correcta y consistentemente, es de un 91%; sin embargo, el promedio de las parejas sólo reporta un 75% (capuchón cervical) y un 80% (diafragma) en la efectividad de cada método con fines de prevención de fertilidad.

### DIU (DISPOSITIVO INTRAUTERINO)

Es un pequeño objeto de plástico que se coloca en el útero de la mujer y dura activo de tres a cinco años. Es un anticonceptivo mecánico, que afecta la fertilización alterando la transportación del óvulo hacia la cavidad uterina, además de producir cambios en el moco cervical que impiden el paso fácil de los espermatozoides. Adicionalmente, genera variaciones en la membrana interna del útero, impidiendo así la implantación. Su efectividad oscila entre el 98%-99%. Este método anticonceptivo no se recomienda para mujeres que no han estado embarazadas previamente.

### DENTAL DAMS O BARRERAS DE LÁTEX

Este método es especialmente recomendable para el sexo oral cunnilingus y anilingus. Son unos cuadrados de látex que utilizan mucho los dentistas, pero que aplicados al sexo oral pueden funcionar perfectamente como protección para transmisión de enfermedades sexuales. A veces suelen tener precios un poco exagerados en los sex shops, porque les agregan empaquetados bonitos y llamativos, pero se pueden conseguir a precios más económicos en cualquier tienda de equipos y materiales para dentistas.

### ANTICONCEPTIVO DE EMERGENCIA

Existen dos métodos de anticoncepción de emergencia, el hormonal (la famosa pastilla del día después) y el dispositivo intrauterino colocado en caso de emergencia. Del DIU recién comentamos, así que voy a centrar mi atención en la pastilla del día después. Estas pastillas contienen progestina o una combinación de progestina y estrógeno.

La anticoncepción de emergencia funciona evitando la liberación o la fertilización de un óvulo. No provoca abortos. La pastilla debe tomarse lo más rápido posible (en las primeras 72 horas luego del incidente sin protección), para aumentar las posibilidades de que funcione adecuadamente. Bajo orden y supervisión de un médico, también se pueden usar altas dosis de pastillas anticonceptivas regulares como contracepción de emergencia.

La pastilla del día después SÓLO debe usarse en caso de emergencia, entiéndase luego de un accidente (si se rompe un preservativo) o alguna agresión sexual (una violación, por ejemplo). No es recomendable que se sostengan relaciones sexuales sin protección regularmente para entonces recurrir a este método anticonceptivo. Su efectividad es de aproximadamente un 80%.

La consulta médico-ginecológica, antes de la utilización de

cualquiera de estos métodos, es indispensable, pues nos dará la tranquilidad de saber que estamos utilizando bien el producto, lo que acrecienta su eficacia y, por sobre todo, nos asegurará el cuidado de nuestra salud. Dos aspectos que, asociados, nos liberarán de cargas psicológicas extras y nos permitirán disfrutar a fondo de nuestra preciada y necesaria intimidad sexual.

*Segunda parte*

# EL SEXO EN CADA ETAPA DE LA VIDA

# Juventud. Los comienzos

Digamos que tienes un noviecito o noviecita que te genera un montón de cosas o simplemente estás enamorada de alguien —aunque no sea tu pareja— y empiezas a sentir el famoso cosquilleo que aparece no sólo en la panza, sino también un poco más abajo. Digamos que ya hablaste un poco con tus padres sobre lo que implica tener sexo o escuchaste algo en la escuela o recuperaste información de internet o de alguna charla con amigos, entonces tienes algunas ideas. Pero démosle una nueva repasada: el sexo es una actividad mucho más amplia, diversa y deliciosa de lo que puede parecer cuando se la presenta fragmentariamente.

Iniciarse sexualmente en pareja es justo eso: tu primera vez compartiendo alguna actividad sexual con otra persona. Si bien a menudo limitamos lo que implica esa "iniciación" a una penetración coital (trágicamente excluyendo la iniciación sexual de chicas lesbianas, por ejemplo), la verdad es que la penetración vaginal es sólo una de taaaantas otras modalidades de expresión sexual humana. Entonces la definición real de iniciarse sexualmente tiene que ver con participar de cualquier tipo de actividad sexual compartida, sea un juego oral, manual, vaginal o anal por primera vez con otra persona.

Pero no vayamos tan rápido. Todavía estamos en la etapa previa, donde la seducción, las miradas, los roces, los modos de acercarse lo son todo. ¿Y de qué modo podríamos hacer un primer contacto directo con la persona que nos gusta? En la era de las redes sociales, Snapchat es uno de los imperios de la seducción adolescente (incluso mucho más que Instagram y Facebook). Esta aplicación que permite ver contenidos por tiempo limitado es especialmente provechosa para vencer la primera barrera de la timidez, mostrarnos de a poco, ir preparando el terreno. Pero hay que tomar precauciones: aunque Snapchat se caracteriza por autodestruir el contenido que se envía por medio de la red, también da el tiempo suficiente para que se haga una captura de pantalla y que ese material quede dando vueltas por la red, que sea compartido. Así es que deben tener mucho cuidado con el tipo de imágenes que mandan, asegurarse de tener plena confianza en la persona a la que se las envían y, sobre todo, siempre pedir que si quedó algún rastro sea eliminado, que se respete su privacidad.

En relación con los segmentos etarios de los adolescentes y jóvenes, realizan o realizaron sexting alguna vez el 24% de adolescentes entre los 14 y 17 años, y el 33% de adolescentes y jóvenes entre los 18 y los 21. Las niñas adolescentes lo hacen 40% como broma, 34% para sentirse sexies y 12% expresamente porque se sienten presionadas a hacerlo. Porque todo el mundo lo hace, porque el chico que les gusta lo está esperando, porque si ellas no mandan ese mensaje, otra chica lo hará.

¿Qué información nos dejan estos números? En primer lugar, que el sexting, ya sea por Snapchat u otras redes o chats, es muy popular entre jóvenes y permite dar los primeros pasos en la vía exquisita de la seducción. Por el otro lado, que un porcentaje notable de niñas lo hace por la presión social que se ejerce y se recibe durante la adolescencia. Nunca deberíamos perder de vista que sólo debemos iniciarnos cuando nos sintamos seguros, la presión social puede ser pesada, pero es importante que nos recordemos que si no nos esperamos a nosotros mismos, la primera experiencia puede resultar una gran desilusión.

Algunos consejos para ir preparándose:

- *Conoce tu cuerpo.* Si llegas bien informado, siempre tienes las de ganar. Familiarízate con tu cuerpo; no sólo con lo biológico, sino con las reacciones, las preferencias, lo que más te gusta, qué tipo de caricia, cómo manejas tus fantasías en conjunto con esas estimulaciones. Algunas chicas prefieren la estimulación directa en el clítoris, a otras eso les parece demasiado agresivo y prefieren una estimulación más indirecta, quizás frotándose contra un almohadón. Del modo que sea, esa exploración va a servir en términos de mapa, de entender qué cosas te excitan, qué partes del cuerpo se sienten mejor. Y este conocimiento puede ser muy poderoso cuando lo puedas comunicar a tu pareja el día de mañana.

- *Maneja tus expectativas.* Debes tener en cuenta que las cosas pueden fallar la primera vez, que puede ser torpe, rarito todo, que la ansiedad o la vergüenza les pueden jugar en contra. ¡Y eso está bien! Si el sexo se trata precisamente de experimentar, de conocernos, de probar, fallar, volver a probar y encontrar lo que más nos gusta, con lo que más a gusto nos sentimos. Puede haber problemas para medir nuestra excitación y que él eyacule muy pronto, o todo lo contrario, que no estemos lo suficientemente excitados. El miedo y la expectativa de un dolor, de una rotura de himen, de un sangrado les pueden causar miedo a los dos. Si va a ser sexo coital, les recomiendo jugar un buen rato y no apresurarse a la penetración. Es muy importante que la chica esté ampliamente lubricada y relajada, cosa que se dificulta ante los nervios y la expectativa de iniciarse en pareja. Siempre, además, deben tener un lubricante artificial a la mano ya que puede ayudar si justamente los nervios juegan en contra y no se produce suficiente lubricación natural. Aun teniendo todo esto en cuenta, es posible que no lo logren en el primero ni en el segundo intento, quizás la tercera sea la vencida, como dice el dicho. Y sobre todas las cosas, ¡¡no tengan la expectativa de un orgasmo!! Hay muchas adolescentes que vienen con la expectativa de un orgasmo simultáneo, espectacular y cinematográfico. Lograr un orgasmo puede llevar muuucho tiempo, y la primera vez, con las presiones de todo tipo que sentimos, es el contexto más improbable para tener uno.

- *Asegúrate de tener confianza en la persona con la que vas a tener relaciones sexuales por primera vez.* Sean honestos. La honestidad y la transparencia siempre los va a llevar a buen puerto. Si no sienten comodidad y confianza, puede ser un problema. Deberían asegurarse de que sea una experiencia en la que haya contención emocional y cuidado de las dos partes. Si están en pareja y decidieron iniciarse, charlen todo, hablen de sus sentimientos, del tema del cuidado. Y siempre asegúrense de desterrar la manipulación y el chantaje, que pueden ser tan habituales. "Si me quieres, acuéstate conmigo", "si me amas, no te cuides y déjame embarazada", "si realmente te gusto hazme sexo oral sin preservativo", nada de esto sirve. Sean francos y transparentes.

- *Comuníquense en todo momento: antes, durante y después.* Comuníquense siempre. Como les decía antes, si conocen su propio mapa del placer, les va a ser mucho más fácil verbalizar sus caminos favoritos a su pareja. Pregúntale a él o a ella qué es lo que le gusta, y si no lo tiene tan claro, ¡vayan descubriéndolo juntos! De a poco, explorando las distintas zonas. Busquen los puntos en los que mejor conectan, expresen sus sentimientos de amor, de deseo, de placer. Hablen de sus miedos y de sus ansiedades, apóyense.

- *Explórense.* El cuerpo es un mapa interesantísimo, lleno de puntos de placer. Probablemente muchos más de los que creemos (dense una vuelta por el capítulo "Cuerpo" y quizás se maravillen de nuestra diversidad). ¡Aprovechen este territorio de potenciales y múltiples placeres! Bésense por todas partes, por las zonas erógenas, acarícíense. Antes de ir al grano, revisen todas las zonas limítrofes, que son muy generosas en la producción de sensaciones placenteras, las áreas cercanas a los senos, entre la axila y la cadera, el cuello, la oreja, el vientre, el vientre bajo, la entrepierna, muslos internos. Huélanse, conózcanse. Se tienen el uno al otro desnudos, listos para ser explorados. Aprovechen esa instancia tan sexy y tan agradable.

- *No consuman alcohol o drogas.* El consumo de este tipo de sustancias dificulta la toma de decisiones, que debería estar intacta en una primera vez. Demasiados adolescentes terminan haciendo cosas para las que no se sienten preparados y llegan a situaciones incómodas como consecuencia del consumo de drogas o alcohol para relajarse frente a un contexto que les causa ansiedad.

- *No usen juguetes sexuales.* Me parece que los juguetes sexuales son buenísimos, altamente recomendables y una parte muy importante del sexo, pero no cuando están empezando a conocer a otra persona. Son tantas las cosas que hay que manejar en este primer momento, que agregarle la presión de usar un juguete sexual parece un poco demasiado. ¡Tiempo de sobra van a tener para aprender a jugar con los juguetes sexuales! Me parece que es mejor que la primera experiencia sea de cuerpo contra cuerpo, piel contra piel, deditos y lengüitas explorando, sin herramientas adicionales.

- *Cuídense.* Hay muchos métodos de cuidados, que incluyen tanto la anticoncepción como la barrera de enfermedades sexuales, y es muy importante utilizarlos y sobre todo utilizarlos bien. Quizás, si tuvieron alguna clase de educación sexual en su colegio, repasaron los diferentes métodos existentes (que también están listados en este libro). Es recomendable que estén familiarizados con las diversas opciones para evitar alguna situación indeseada. Si van a usar condón, colóquenlo desde el principio y correctamente. Esto quiere decir: chequeen la fecha de expiración, abran el empaque cuidadosamente, coloquen la puntita sobre la cabeza del pene, el glande, presiónenla para sacarle el aire, y desenrollen con cuidado hasta la base del pene. Todo esto ANTES de tener cualquier contacto directo del pene con la vulva. Inmediatamente después de que se eyacule, es importante sostener el condón en la base para evitar derrames o que se quede adentro de la vagina, retirarlo, hacerle un nudito y tirarlo a la basura cubierto con papel higiénico.

- *¡Relájense!* Parece lo más lógico, pero es un tema muy difícil para las personas que se inician en cualquier actividad, no sólo la sexual. Lo primerizo, lo desconocido, genera ansiedad. Nos ponemos nerviosos y ansiosos por si nos va a salir bien, por el resultado, por cualquier cosa. Entonces, relájate, mira, observa, reacciona, descubre y entrégate a esta actividad tan rica, que va a ser mejor cada vez.

# Adultez

## Parejas a largo plazo

Hay muchas y diversas maneras de definir qué es una pareja a largo plazo. Vamos a empezar con una definición bien cortita y simple, que luego iremos completando. Una pareja a largo plazo se forma con dos personas (hombre-mujer; hombre-hombre; mujer-mujer) que tienen la intención de compartir sus vidas en una relación estable, perdurable en el tiempo, con intimidad sexual y monógama.

En esta definición hay dos conceptos que quiero resaltar. Para mí, una parte fundamental de la pareja es que tenga intimidad sexual. No me refiero a que haya mucho o poco sexo, o a que estén atravesando una crisis. Sino a que, en el contexto de este libro, el sexo (o la intención de compartir sexualmente) es de primera importancia, porque sin sexo no hay pareja. Sé que muchos podrán no estar de acuerdo conmigo y tal vez digan que hay parejas que no tienen sexo que están muy bien. No voy a discutir eso, pero sí quiero dejar en claro que a esa relación sin sexo yo no la denomino "pareja". Más adelante, veremos si es el factor más importante o no.

El segundo concepto a destacar es bastante más polémico: monogamia.

Durante una conferencia que di en la Argentina, un hombre de más de cuarenta años me preguntó: "¿Por qué seguimos tan aferrados a la monogamia cuando es algo tan difícil de mantener?". Y es cierto. En los últimos tiempos, el concepto de pareja ha cambiado enormemente. En muchos países, en la actualidad ya se acepta el matrimonio homosexual, algo inconcebible hasta hace muy poquito tiempo. El divorcio ha dejado de tener una connotación negativa, por la que se señalaba con el dedo a "los divorciados", como si hubieran cometido un pecado mortal. Pero si hay algo que no ha cambiado es la insistencia sobre el tema de la monogamia. Los índices de infidelidad aumentan, pero eso no disminuye las expectativas de que nuestras parejas sean exclusivas, que sólo se acuesten con nosotros. La realidad es que para la gran mayoría una relación abierta es algo impensable. Al respecto, Esther Perel, una especialista en esta temática, afirma que "preferiríamos terminar con nuestra relación antes que cuestionar su estructura". Y cuando dice "estructura", se refiere a la monogamia. De hecho, es una expectativa tan básica que no la ponemos en duda: si hay algo a lo que no estamos dispuestos a renunciar es a sentirnos y a ser únicos y especiales para nuestras parejas. Por eso incluyo este factor en la definición de pareja. Ya hablaremos de la infidelidad y acerca de qué sucede cuando se rompe este acuerdo básico.

En ningún lado aparece el concepto de que la pareja a largo plazo equivale a "la decadencia del sexo". Pero sí está presente en las fuertes creencias y mitos que arrastramos desde pequeños...

En mi página web universoalessandra.com realizamos una encuesta en la que preguntábamos cuál es la clave de la felicidad en la pareja. Dimos las siguientes opciones:

1. El buen sexo
2. La confianza

3. Las demostraciones de afecto
4. El compañerismo
5. El buen pasar económico

Y éstos fueron los resultados luego de que respondieran ¡más de 8.800 personas!

| | MUJERES | HOMBRES |
|---|---|---|
| Confianza | 55,2 | 51,3 |
| Demostraciones de afecto | 16,8 | 15,4 |
| Buen sexo | 13,7 | 19,8 |
| Compañerismo | 13,5 | 11,5 |
| Buen pasar económico | 0,8 | 2,0 |

Como verán, el buen sexo no sólo está en tercer lugar entre las prioridades de las mujeres, sino que en un tercer lugar bien lejos del primero, con sólo 13,7%. Para los hombres, la cosa mejora un poco, pero no mucho: el buen sexo ocupa el segundo lugar entre sus prioridades, con casi 20%. Esto significa que sólo 14 de cada 100 mujeres y 20 de cada 100 hombres dicen que el sexo es importante para la felicidad de la pareja; las mujeres les dan el 86% a otros factores, y los hombres, el 80. No discuto que esos otros aspectos sean fundamentales, lo que sí es sorprendente es la poca relevancia que le damos al sexo.

*¿Cuán importante es el sexo en la pareja?*

Ésta es una de las preguntas que me realizan con mayor frecuencia durante mis conferencias. Y yo siempre contesto que el sexo es imprescindible, ¡pero no lo es todo! Asimismo, estamos de acuerdo en que la confianza, el compañerismo, la ternura y el afecto son vitales, pero como les dije antes, si no hay sexo, no podemos hablar de pareja.

De la encuesta que realizamos en Universo Alessandra es importante destacar que tanto hombres como mujeres priorizaron la confianza como clave para la felicidad de una pareja. Y no hay que darle muchas vueltas a este resultado: le damos ese valor a la confianza porque la asociamos con la monogamia. Es decir, en simple y puro castellano, no queremos que "nos metan los cuernos". ¿Pero cómo pretender que no haya infidelidad si el sexo no es una prioridad en la propia pareja? Es como querer ganar la lotería sin comprar jamás un boleto.

En el caso de las mujeres, rápidamente entendemos sus respuestas. Socialmente estamos condicionadas para que el sexo no sea una prioridad. ¿Pero qué sucede con los hombres? Sólo el 20% respondió que el sexo era importante, cuando es un hecho que la sociedad los impulsa a ser sumamente activos sexualmente. Si no lo ponen como prioridad dentro de la pareja, ¿dónde es que ponen toda su virilidad? La respuesta no nos va a gustar a nosotras, ¡porque muchos de ellos ponen toda esa libido fuera de la pareja! Y esto de poner al sexo por fuera del matrimonio o de la pareja a largo plazo en muchos casos obedece a un complejo que la psiquiatría llama "complejo de la puta y la madonna".

Trabajaba mucho estos casos cuando atendía mi consultorio y, desafortunadamente, son mucho más comunes de lo que podríamos imaginar, más en estos tiempos. Algunos hombres tienden a trazar una línea muy clara entre la mujer con la cual se divierten y tienen un sexo salvaje, y aquella a quien pueden presentar a sus familias como su esposa. Y esto es sumamente problemático dentro de un matrimonio o una relación a largo plazo. La mujer que ellos escogen para pasar el resto de sus vidas tiene que tener las cualidades de la madonna, la santa, la buena, la pura. Y por supuesto, con ellas no van a la cama. Pero sí se quieren acostar con la puta, que es la mujer que los erotiza y les despierta sus más lujuriosas fantasías.

Para los que padecen este complejo es prácticamente imposible mantener la excitación sexual dentro de una pareja comprometida a largo plazo, y usualmente terminan teniendo amantes, que se ajustan más al estereotipo de la puta, sin darse cuenta de que una sola mujer puede cumplir ambas facetas: "Puta en la cama, dama en la calle".

Mitos sobre el sexo a largo plazo:

LAS PERSONAS QUE TIENEN UNA PAREJA A LARGO PLAZO TIENEN MENOS SEXO QUE LAS QUE NO ESTÁN EN PAREJA

No es cierto. Solemos tener más sexo cuando comenzamos una relación, y es probable que vivamos un sexo intenso. Pero si observas una relación estable, incluso matrimonial, tienen más sexo que la persona que está soltera, porque la que está soltera tiene que salir y buscar compañía, y eso toma un tiempo, con lo que no todas las semanas, ni en todo momento están teniendo sexo. En cambio, una pareja constituida, en promedio, tiene relaciones sexuales dos o tres veces por semana. Por lo tanto, en cantidad real, la pareja estable, estadísticamente hablando, tiene más sexo que las personas que están solteras.

LAS MUJERES SON LAS QUE MÁS PIERDEN EL DESEO

Sí y no. Es cierto hasta cierto punto, porque volvemos al tema de que socialmente se espera que la mujer pierda su deseo sexual. Existe la expectativa de que el hombre tenga más ganas que la mujer, y a menudo actuamos de acuerdo con esa expectativa. Son muchas las causas que pueden disminuir el deseo sexual, pero no sólo en ellas, ¡también valen para ellos!

### UNA VEZ QUE EL DESEO MUERE ES IMPOSIBLE RESCATARLO

No y depende. No es imposible recuperar el deseo. Si el deseo desaparece porque la relación se ha deteriorado tanto que ambos están absolutamente desconectados, es más difícil revivirlo. Pero, a veces, esta baja en el deseo puede deberse a factores puntuales, a momentos particulares que atravesamos en la vida: embarazo, posparto, enfermedades, falta de tiempo, estrés, ansiedad... Pero si esas situaciones se resuelven, el deseo puede regresar y ser tan intenso o más que antes.

### EL SEXO TIENE QUE SER ESPONTÁNEO, NO ALGO PLANIFICADO

Debe ser una de las creencias más arraigadas y, tal vez, la más falsa de todas. Y uno de los mitos que más daño hacen. Voy a profundizar al respecto cuando hablemos del comienzo de la convivencia en pareja; pero ahora les pregunto: cuando estaban de novios o aún no convivían con su actual pareja, ¿no planificaban sus encuentros?, ¿no fantaseaban todo el tiempo con él o ella? ¿Recuerdan el empeño que ponían para arreglarse y ponerse deseables?, ¿se acuerdan de todo ese juego de seducción, en el que las horas pasaban como segundos? Bueno, si eso no es planificar, entonces ¿qué es? La realidad es que el sexo nunca fue taaaan espontáneo como creemos, sino que había mucha más preparación de la que recordamos. El problema es que en una pareja a largo plazo dejamos de poner toda esa energía en anticiparnos al encuentro y no buscamos maneras creativas para incentivar el deseo.

### LA FALTA DE DESEO IMPLICA FALTA DE AMOR

¡Claro que no! El amor puede estar y simplemente manifestarse de una manera que no es erótica. Hay épocas en que en la relación de pareja es normal que decaiga el deseo, lo cual no significa que no amemos profundamente a la persona con la que decidimos compartir nuestra vida. El deseo es algo que se tiene que ejercitar y que —¡excelente noticia!— se puede estimular, y si se estimula, ¡se reaviva!

### ES IMPOSIBLE DESEAR SEXUALMENTE A UNA MISMA PERSONA A LARGO PLAZO

Este mito parte de la idea de que sólo ese deseo inicial, ese arrebato que nos lleva a enredarnos el uno con el otro frenética e incontrolablemente, es el mejor deseo. Es innegable que esa sensación es riquísima. Pero es efímera. Ese tipo de frenesí que se da al inicio es más difícil de repetir con la misma persona a medida que pasa el tiempo, lo que no quiere decir que no pueda repetirse. Pero si pensamos que después de eso ya no hay nada... pues sí, nos quedaremos con nada. Y la única forma de volver a sentirnos de la misma manera es cambiando de persona una y otra vez. Pero eso nos vuelve completamente incompetentes para establecer parejas a largo plazo, y nos estaremos perdiendo de una relación que, con la dedicación que merece, puede ser maravillosa.

Lo cierto es que el sexo, cuanto más conocido es, mejor puede ser. El tema es que muchos de nosotros no nos dimos la oportunidad de descubrirlo, y nos quedamos con una visión muy básica y facilista del sexo, de manera que cuando vemos que nos lleva un poco más de trabajo, resolvemos que es así porque ya no es bueno.

A mí me gusta comparar este concepto con el arte. Imaginemos que estamos aprendiendo a pintar y sentimos ese tremendo entusiasmo inicial. Algunos se conformarán con pintar más o menos bien, pero abandonarán la pintura cuando les exija un mayor compromiso. Otros, en cambio, aceptan el reto y siguen adelante: le dedicarán energía, aprenderán nuevas técnicas, se fascinarán con tendencias novedosas, soñarán con sus cuadros. Esas personas habrán descubierto en su arte dimensiones que ni siquiera imaginaban, que les producen un inmenso placer. Los que abandonaron ante la menor exigencia jamás conocerán el éxtasis que siente el pintor, ni siquiera podrán intuir el mundo de sensaciones al que se transporta con su obra.

Con una misma pareja se puede llegar a dimensiones del sexo que son maravillosas, que sólo los que aceptan el reto de ir más allá pueden conocer. Es un desafío que implica esfuerzo, empeño, creatividad, pero que bien —¡y cuánto!— vale el esfuerzo.

¿Cómo empiezas a recorrer ese camino de descubrimiento? Ya comenzaste, desde el momento en que te preocupaste por leer este libro o cualquier otro sobre el tema. Si tú y tu pareja tienen ganas de emprender este proceso, yo les garantizo que les depara un recorrido fascinante. Pero antes hay que desterrar, y para siempre, estos mitos que atentan contra la construcción cómplice, plena y feliz de una pareja a largo plazo.

*¡Que me mueva el clítoris de sitio! Nadie me lo dijo...*

Así como les hablé del "complejo de la puta y la madonna", que hace que algunos hombres ubiquen el sexo fuera de su pareja principal, también es cierto que muchas mujeres minimizan la importancia del sexo.

Nuevamente, son la educación y las normas sociales las que nos condicionan. El mensaje que nos transmitieron nuestras madres y abuelas dice que para casarnos debemos buscar a un hombre que sea buen proveedor, que nos respete, que nos trate bien... Pero jamás alguien nos dijo: "¡Y que además de todo eso, sepa moverte el clítoris de sitio!".

El clítoris obviamente no se puede mover de sitio, pero yo uso mucho esta frase para referirme a esos momentos en que el placer que nos genera a las mujeres es taaaan fuerte, taaaan intenso, que produce un terremoto que es casi como si lo sacara de lugar. Mi mamá nunca me dijo algo así. ¡E imagino que sus madres tampoco a ustedes!

En 2009, se publicó un libro llamado *¿Por qué las mujeres tienen sexo?*, de Cindy Meston y David Buss, ambos profesores de la Universidad de Texas. Para realizar su estudio entrevistaron unas mil mujeres. Y un resultado sorprendente fue que el 84% de ellas admitió tener sexo para asegurarse una vida tranquila o ¡negociar tareas en el hogar!

Obviamente, para un alto porcentaje de mujeres el sexo no está al tope de la lista de motivaciones para formar pareja.

*Una vida interesante juntos*

Sentar cabeza, compromiso de monogamia, estabilidad social y económica, responsabilidad de formar una familia. Asociamos estos conceptos a una pareja a largo plazo. ¿Y dónde queda lo interesante, lo apasionante y lo divertido? ¡Aplastado por una carga de deberes! Entonces, ¿cómo mantener entretenido algo que por definición asumimos que no es entretenido?

Cuando les propuse una definición de pareja, les comenté que era bien básica y que iríamos completándola, porque faltaba algo esencial.

Así que ahora a esa definición, que supone el deseo de vivir juntos de manera monógama, estable y con intimidad sexual, le agregamos: "Armamos una pareja para construir una vida interesante juntos".

Y si en realidad la decisión de estar con alguien está basada en el amor a esa persona, en el enamoramiento y en el enganche emocional y sexual, es que ese otro es tu "persona favorita en el mundo". ¡Y con la persona favorita uno quiere pasarla bien! Es ese alguien que te inspira, al que tú haces brillar y que te hace brillar a ti, con el que se genera una magia única.

Sí, ya puedo imaginar lo que algunos pueden decirme ahora: "Alessandra, ésa es una visión romanticona de la pareja... No siento mucha magia cuando nos despertamos por la mañana y empezamos a correr detrás de los niños, ni cuando tengo que recoger su ropa regada por la casa, ni cuando se queja de que está cansada/o o tiene sus ataques de malhumor, o en la noche cuando cada quien se da la media vuelta y se duerme. La realidad y la cotidianidad de una pareja no son así".

Es verdad, esas cosas suceden en una pareja a largo plazo, y lo cotidiano suele empañar el brillo y la magia. Pero podemos hacer que también pasen otro montón de cosas que hagan que la vida juntos sea entretenida e inspiradora. Y yo los animo a pensar la pareja desde esta perspectiva, en lugar de dejar que nos abrumen las responsabilidades, la rutina y la seriedad que implica la vida adulta.

*¿Por qué nos desenamoramos?*

Es verdad, en una pareja a largo plazo el desenamoramiento es siempre una amenaza latente. ¿Por qué ocurre? ¿Qué nos sucede? Algunos encuentran la respuesta en la química cerebral: durante el enamoramiento se secretan unas hormonas que nos llevan a sentirnos totalmente encantados con el otro. Cuando dejan de secretarse, al cabo de unos años, se termina el encanto. ¿Pero es así? ¿Podemos atribuir el desamor sólo a causas químicas?

Claro que no. Porque, como les vengo diciendo, el amor no está irremediablemente condenado al fracaso, y evitar que suceda depende en gran parte de nosotros. El desenamoramiento no es algo que simplemente ocurre y sobre lo cual nada podemos hacer.

Para entender cómo podemos evitar que el compromiso a largo plazo se convierta en la tumba del amor, tratemos de pensar qué nos lleva a desenamorarnos de aquella persona que, una vez, hace ya muuucho tiempo, nos hacía estremecer con sólo escuchar su nombre.

DAMOS AL OTRO POR SENTADO

Es bastante usual que, después de consolidar la pareja, demos al otro por "sentado", como "algo seguro". Sensación que suele hacerse más intensa cuando tenemos hijos o nos casamos, pues ahora hay un documento que sentencia que a partir de esta fecha "me perteneces"; ahora que somos padres, "tienes que estar conmigo por ellos". Con toda honestidad: ¿qué sentimiento amoroso puede crecer dentro de la obligación y la falta de libertad? Si vemos al matrimonio como institución, entonces podemos "obligar" al otro a que se mantenga dentro de él. De hecho, hay leyes que lo respaldan. Pero no hay ninguna ley que nos obligue a amar al otro; y por supuesto, que obligue a nuestra pareja a amarnos. Debemos comprender que el matrimonio es sólo el comienzo de una etapa en la vida de los enamorados: nunca debe ser el objetivo en sí mismo, porque entonces, una vez alcanzado, también es su final.

DAMOS EL SEXO POR SENTADO

¡Estamos oficialmente en pareja! Tenemos el sexo "a la mano". Ya no es como en el noviazgo, cuando había que ver dónde nos metíamos para estar juntos y darnos un revolcón de aquéllos. Y lejos de aprovechar que ahora es más fácil dar rienda suelta a nuestra pasión, la damos por sentada (total, él/ella está ahí, duerme en mi misma cama), pensando que el deseo viene solo, así como el hambre, la sed o las ganas de ir al baño. Y dejamos de buscar la variedad, de seducir, de conquistar. El resultado de esto no podría ser otro que el desenamoramiento.

### NOS ACOMODAMOS EN LA SEGURIDAD

Ya estamos juntos. Hora de sacarnos los tacones y ponernos las chancletas. ¡Qué alivio! ¡Pero atención!, no sólo las mujeres nos ponemos cómodas, ellos también...

Y si bien la comodidad se siente bien, nadie va a un baile en chancletas para que los pies no duelan. La comodidad es de "entrecasa", no para ir a la fiesta. ¡Y estar enamorados es una fiesta! Osho, el famosísimo gurú indio, dice al respecto: "Creemos que el matrimonio es suficiente, nos esforzamos en mantener la institución. Pero ¿qué hay de esforzarnos en mantener el amor? Los amantes crecen porque tienen que enfrentar desafíos a cada momento, y no hay seguridad. Tienen que recrear continuamente el amor. Con seguridad no tenemos la necesidad de crear nada".

Y cuando no creamos nada, caemos en la rutina, el otro se vuelve aburrido, uno se vuelve aburrido. Y el aburrimiento poco tiene que ver con el enamoramiento... y mucho menos con el sexo.

### DEJAMOS DE SORPRENDERNOS

Había un momento en el que las cosas que hacía y decía nuestra pareja nos llenaban de admiración. ¿Se acuerdan de ese cuentito? Luego lo convertimos en "mi pareja". Y desde el mismo momento en que definimos al otro como "mi pareja", "mi esposo", "mi mujer" lo despojamos de todos los otros encantos y roles que tiene en la vida. Asumimos que sobre el otro ya lo sabemos todo, lo volvemos predecible y juramos que ya conocemos cómo es y cómo va a reaccionar. Y eso es completamente ¡¡¡falso!!! Osho nos dice: "Para que el matrimonio funcione, hay que olvidar que uno está casado. Tú no estás con esa persona porque estás casada, estás con esa persona porque lo amas. No hay sentido de obligación, no hay una ley, castigos. Cada persona es un misterio infinito. Cuando se desarrolla el amor, el otro no puede ser reducido a algo 'conocido'.

Cuanto más conoces a una persona, más humilde eres, sabes que hay un mar profundo que no has descubierto". Así que sigamos descubriendo al otro. Y recordemos que también nosotros somos dignos de ser descubiertos. Para eso, sigamos teniendo proyectos, entusiasmándonos con el mundo que nos rodea, abramos nuestros horizontes. Volvámonos interesantes, pero primero, ya lo saben, ¡seamos interesantes para nosotros mismos!

SOMOS EL ROSTRO DE "LAS MALAS NOTICIAS"

Sucede casi inconscientemente, pero nos convertimos en el rostro de las malas noticias. "La niña tuvo un problema en el colegio"; "hay que arreglar la humedad de la pared"; "no me alcanzó el dinero para..."; "me están 'serruchando' el piso en la oficina"; "no soporto más a tu mamá"; "¿todavía no está lista la comida?". Si cada vez que abrimos la boca es para decir algo negativo, el otro nos va a asociar con lo negativo.

¿Quién se enamora de los problemas y de los reclamos? Nadie, ni tú, ni yo ni tu pareja. No digo que no podamos compartir nuestros problemas, pero sí que no deberían ser lo único que compartamos. ¿O acaso no tenemos más noticias buenas que dar? ¡Seguro que sí!

NOS VOLVEMOS "COSTOSAS"

Si bien hoy día muchas mujeres somos independientes económicamente, otras continúan viviendo bajo el modelo tradicional, que establece que el hombre debe proveer para todos en la familia. En estos casos, cumplir con las exigencias de la mujer puede ser motivo de gran presión para el hombre. Muchas mujeres asumen que sus parejas deben darles, darles y darles... ¡¡¡Cuánto estrés, cuánta obligación, cuánta demanda!!! Viajes, mejores autos, más ropa... ¿Qué hombre puede seguir enamorado de una mujer que sólo demanda y para quien nada es suficiente? Llegará el momento en que él no podrá más… se cansará… se enojará. Quizás se pregunte por qué tiene que pagar un precio tan alto. Recordemos que lo caro es caro porque está sobredimensionado en su valor, no porque lo valga. Tal vez en estas condiciones nuestro matrimonio continúe "hasta que la muerte nos separe". Pero lo que sí es seguro es que al amor lo hemos enterrado hace ya ¡muuuchos años!

NOS SENTIMOS POCO DESEABLES

Hay personas que pretenden que sus parejas se congelen en el tiempo. Algunos se la pasan haciendo bromas sobre la edad, comparándolas con personas más jóvenes, de cuerpos esculturales. Otros se valen de comentarios más directos y crueles. ¿Podemos realmente amar a quien nos hace sentir miserables? ¡¡¡De ninguna manera!!! Tal vez nos aferremos a la pareja por una especie de reto, nos matemos en el gimnasio y hasta nos sometamos a alguna dolorosa cirugía. Pero nada de eso viene del amor, sino del miedo a perder a la pareja o por un problema de autoestima.

COBRAMOS RETROACTIVO

Es bastante usual que de nuestros fracasos o sueños no cumplidos responsabilicemos a la pareja. "Si no me hubiera casado, hoy sería… hoy tendría… hubiera hecho…". Cada quien puede completar los puntos suspensivos. El amor no crece cuando existe este tipo de reclamos. Por el contrario, es la fórmula perfecta para aniquilarlo. En lugar de pensar en lo que dejamos de hacer, y de responsabilizar a otros, ¿no es mejor acaso retomar aquello que deseamos hacer? Quizás ya no podamos hacer exactamente lo mismo, como convertirnos en campeones de natación, pero nada nos impide volver a nadar, a pintar o estudiar. Los cobros retroactivos no ayudan a la pareja, ¡y mucho menos a nosotros mismos! Vuelvan a entusiasmarse con sus antiguos proyectos. No sólo ustedes estarán mejor; como les dije, el entusiasmo es contagioso.

### NOS VOLVEMOS INCOMPATIBLES

Piensen en quiénes eran ustedes cuando decidieron establecerse en pareja. Probablemente han cambiado mucho, ¿verdad? Hoy tenemos otros intereses, gustos y tal vez hasta diferentes ideales. Bueno, a nuestra pareja le sucedió lo mismo. Y si cada uno tomó distintas direcciones, es posible que hoy descubramos que no somos tan compatibles. En este caso, el secreto reside en buscar qué nos une, qué nos acerca, no lo que nos separa.

### PELEAMOS TODO EL TIEMPO

Cuando perdemos la intensidad del enamoramiento, seguimos igualmente buscando emociones fuertes con la pareja. Y si esas emociones no provienen de la diversión, de la pasión o del entusiasmo, pues es muy probable que las encontremos peleando. Y empezamos a generar una dinámica de pareja que consiste en estar todo el tiempo en conflicto: ante cualquier cosa discutimos, nos enojamos, alzamos la voz. Y cuanto más peleamos, más nos distanciamos (y por supuesto, más nos desenamoramos).

### NOS CONVERTIMOS EN "PARIENTES"

Sí, dejamos de ser "amantes", dos personas que se entusiasman el uno por el otro, para convertirnos en "parientes", como si el estar en esta pareja fuese una imposición del destino. Así como nos tocó tal hermano, padre, tío, sobrino, pues también nos tocó "este hombre" o "esta mujer". Y entre parientes ¡no hay sexo, deseo ni pasión!

DEJAMOS DE ADMIRARNOS

Uno de los mayores motores del amor es la admiración. Cuando nos sentimos cómodos, perdemos el interés en seguir "impresionando" al otro. Y esto es una bola de nieve… porque nuestra falta de admiración desmotiva al otro. Conclusión: nos aburrimos el uno del otro.

La mejor forma de suscitar la admiración del otro, obviamente, es que primero nos admiremos a nosotros mismos. Para eso es vital que salgamos de la comodidad (taaan cómoda, pero taaan desmotivante) y nos enfoquemos en nuevos retos, para seguir entusiasmándonos con la vida, y nutramos nuestros espíritus.

Como vemos, las causas por las que nos desenamoramos tienen que ver básicamente con nosotros. Y ésa es una buena noticia, porque está también en nosotros evitarlas. ¿Cómo? ¡Con trabajo y esfuerzo! Ya sé, se los vengo repitiendo desde que comenzaron a leer este libro, y entiendo que a muchos no les atraiga mi propuesta, porque es natural que los seres humanos le escapemos al esfuerzo. Queremos bajar de peso, pero sin dejar de comer lo que tanto nos gusta; deseamos ganar más en el trabajo, pero no trabajar más; nos gustaría bailar como los de *Dancing with the Stars*, pero qué flojera pasar taaantas horas practicando. De igual manera, queremos sentirnos siempre apasionados por nuestras parejas y tener un sexo grandioso, pero nos parece absurdo que para ello haya que realizar un esfuerzo. Y claro que sí, pero es un esfuerzo rico, con ganancias asombrosas. Porque, al contrario de lo que se cree, las parejas son como el vino: mejoran con el tiempo.

Un estudio realizado por el famoso Instituto Kinsey nos revela datos asombrosos. Veamos:

LOS HOMBRES NECESITAN MÁS MIMOS QUE LAS MUJERES

Solemos pensar que somos nosotras, las mujeres, las que necesitamos más el contacto físico, que nos besen y abracen. Pero este estudio demostró que los mimos son más importantes para ellos. Hasta el punto de que aquellos hombres que manifestaron ser consentidos por sus compañeras son tres veces más felices que aquellos que indicaron contactos físicos más escasos. Sorprendentemente, para las mujeres, los mimos no parecen tener mucha influencia en su relación. Por el contrario, su satisfacción sexual es más importante a la hora de evaluar el bienestar junto al hombre elegido.

LA CLAVE DE LA FELICIDAD EN PAREJA

En el caso de las mujeres, los factores clave fueron:

- Relaciones prolongadas.
- Buen desempeño sexual. Esto es muy importante, porque según este estudio, la felicidad está en sentirnos satisfechas con nuestra sexualidad, en poner el acento en nosotras, y no tanto en la otra persona. Es decir que cuanto más nos animemos a disfrutar y a satisfacer nuestras propias necesidades sexuales, ¡más felices estaremos con nuestra relación!

En el caso de los hombres:

- Relaciones prolongadas.
- Buen estado físico: los hombres saludables fueron 67% más proclives a indicar que eran felices en sus relaciones que aquellos con achaques.
- Buen desempeño sexual.

- Satisfacción sexual de sus esposas. ¡El estudio destaca que los hombres más felices son aquellos que les dan importancia a los orgasmos de sus esposas!

Lo que me parece superinteresante de este estudio, y me encanta compartirlo con ustedes, son los dos factores en los que hombres y mujeres coincidimos para sentirnos felices en pareja: relación prolongada y satisfacción sexual.

¿No era que la satisfacción sexual y las relaciones prolongadas eran incompatibles? ¡Evidentemente no! Este mismo estudio dice que las mujeres se sienten más satisfechas sexualmente con el paso del tiempo y que tanto ellas como ellos son más felices con sus parejas a medida que tienen más años juntos. Trabajar la pareja es, por lo tanto, una excelente inversión.

*¡Empecemos con buen pie! Acuerdos previos*

Cuando estamos enamorados y decidimos consolidar la relación, todo es color de rosa y no queremos pensar que en un futuro algo de esa persona que ahora adoramos pueda llegar a molestarnos, y mucho menos a causar verdaderos conflictos.

Sin embargo, no es buena idea establecernos como pareja sin antes discutir temas que van a ser fundamentales y decisivos en nuestro futuro. Temas como qué esperamos de esta historia, cómo vamos a construirla, cuáles son los límites, y otros por el estilo. Es frecuente que esquivemos estas conversaciones, no tanto porque creamos que lo sabemos todo del otro o que iremos resolviendo los problemas a medida que se presenten, sino por miedo a escuchar ciertas respuestas que no nos van a gustar.

Tal vez no consideres trascendente que él le quiera poner a tu futura hija el segundo nombre de su abuela, hasta que te enteras de cuál es. Quizá te parezca muy seductor que ella tenga esa cabellera maravillosa, pero tal vez no te guste tanto cuando seas tú el que pague la cuenta en la peluquería. Su madre no te resulta el ser más agradable del mundo, pero ahora no te importa porque vive lejos. Probablemente pegues un salto si él/ella te dice que tiene planeado que en unos años se mude con ustedes. Quizá no hablaron de lo que piensan de los bancos de semen, pero en un futuro puede ser un tema muy conflictivo si es su única posibilidad de lograr el embarazo y alguno de ustedes tiene una postura contraria a esa opción. Aunque lo que escuchemos no nos agrade y nos lleve a discutir con "nuestra persona favorita", hablar estos temas es muy saludable porque podemos establecer acuerdos antes de que surjan los conflictos, acuerdos que nos resulten aceptables a los dos.

Con base en estos acuerdos es que vamos a armar nuestra relación. Hay un libro maravilloso escrito por una conocida psicóloga norteamericana, la doctora Robin L. Smith, llamado *Lies at the Altar: The Truth About Great Marriages* (*Mentiras en el altar: la verdad sobre matrimonios grandiosos*), que incluye un sinnúmero de preguntas para ser discutidas con el otro.

Los expertos en relaciones aseguran que muchas parejas fracasan justamente porque no se hicieron preguntas vitales antes de estar juntos, y que el mayor motivo de divorcio no es el conflicto, sino justamente la evasión del conflicto.

Aquí les paso algunas preguntas que resultan clave y les propongo que se las hagan. No tienen que ponerse como locos a contestar todas juntas como si se tratase de un formulario de admisión. Vayan de a poco; pueden usarlas como temario cuando no se les ocurra tema de conversación con su pareja. Tampoco tienen que hacérselas en el orden en que yo las puse. Escojan primero las que más les llamen la atención o las que les parezca que se ajustan más a sus realidades.

Aquí no hay respuestas correctas o incorrectas, ni modelos

universales a los que se adapten todas las parejas. La idea está en encontrar acuerdos que les vengan bien a ambos.

Ahora sí, respiren profundo, relájense y empiecen a hablar:

1. ¿Qué sienten acerca de tener hijos? ¿Cuántos? ¿Cómo piensan planificar la familia?
2. Si quieren tener hijos, ¿quién va a ser el cuidador primario?
3. ¿Cómo desean manejar sus cuentas? ¿Van a compartir por igual todos los gastos? ¿Tendrán cuentas comunes o separadas? ¿Cuáles son sus prioridades económicas?
4. ¿Quién se va a encargar de las tareas del hogar?
5. ¿Conocen su historial médico, tanto físico como psíquico?
6. ¿Cuán cómodos y abiertos pueden discutir de sus necesidades, preferencias y temores sexuales?
7. ¿Qué expectativas tienen sobre su vida sexual?
8. ¿Van a tener la televisión en la habitación? ¿Y las computadoras portátiles?
9. ¿Cuáles son las creencias y necesidades espirituales/religiosas de cada uno? ¿Han discutido cómo van a educar a sus hijos al respecto?
10. ¿Cuán cómodos se sienten con la familia del otro? ¿A alguno de ustedes le preocupa que sus padres interfieran en la relación?
11. ¿Disfrutan de la compañía y respetan a sus respectivos amigos?
12. ¿Hay algo a lo que no estén dispuestos a renunciar por estar en pareja? Por ejemplo, a seguir viéndose con un/a ex.
13. Si a alguno de ustedes le ofrecen una oportunidad laboral lejos de donde piensan vivir ahora, ¿los dos estarían dispuestos a mudarse?
14. ¿Qué es infidelidad para cada uno de ustedes? ¿Dónde se cruza la raya: con conversaciones íntimas, un beso, cuando miras pornografía, cuando hay sexo?

15. ¿Confían plenamente en el otro? ¿Qué retos creen que les costaría más enfrentar juntos?

## Sexo en la convivencia

La creencia más extendida es que las mujeres son las que empiezan a decir no al poco tiempo de casarse o vivir juntos.

Sin embargo, es cada vez más usual que sean ellos quienes de repente no tienen ganas. Muchísimas mujeres reportan que sus parejas dejaron de querer tener sexo apenas unos meses después de casarse. Algunos estudios indican que esa tendencia podría estar afectando a más de una cuarta parte de las mujeres casadas.

¿Qué está ocurriendo? ¿Qué nos está matando el deseo? Los expertos coinciden en afirmar que la familiaridad, la seguridad y la falta de innovación son los enemigos número uno del deseo. Veámoslos en detalle:

### FAMILIARIDAD

Vivimos juntos, nos conocemos bastante bien, no hay muchas sorpresas pues sabemos cómo lucimos y qué hacemos desde que nos levantamos hasta que nos vamos a dormir. Y se dice que esta cotidianidad espanta a tres motivadores básicos del deseo: la expectativa ante el encuentro, la aventura y el misterio.

### SEGURIDAD

Gran parte de las personas dan por finalizada la cacería y, una vez conquistada la presa, sienten que ya no vale la pena seguir rastreándola. Asimismo, muchas otras sienten que ahora no tienen que ponerse en el rol de presa atractiva, porque ya se han sometido al cazador. Ambos consiguieron lo que deseaban y no hay nada que los emocione y motorice a la acción.

FALTA DE INNOVACIÓN

Los dos primeros enemigos del deseo son los padres del tercero. Innovar siempre requiere un esfuerzo extra. Pero si creemos que ya todo lo sabemos de nuestras parejas y nos sentimos seguros de haber sometido a la presa, ¿por qué razón vamos a esforzarnos? Ahora, nuestra actividad sexual se reduce a un viejo y conocido guión que no nos excita ni nos emociona gran cosa. Las parejas a largo plazo, tal como lo explica la psicóloga Esther Perel, son un dilema, porque tenemos que reconciliar cosas que aparentemente son incompatibles: la seguridad con la aventura y lo doméstico con el erotismo. La pasión no florece en lo conocido, sino en el misterio, la novedad y lo inesperado. ¿Es posible que haya aventura en lo seguro, y erotismo en lo familiar? Yo estoy convencida de que sí es posible, pero para ello tenemos que generar buenos hábitos de pareja, planificar los encuentros y romper la zona de confort. Para ello les acerco algunas propuestas:

**1. Generen buenos hábitos de pareja**. Hasta ahora hablamos de lo difícil que es la convivencia cuando nos asentamos con nuestras parejas, pero no mencionamos una de las más grandes ventajas del comienzo: empezamos con la página en blanco, y depende de nosotros escribir cómo sigue, generando hábitos que van a asegurarnos a largo plazo un sensual, deseado y excitante sexo.

- *Háganse el hábito de hablar de sexo.* Las parejas que hablan de su vida sexual tienden a tener uniones más saludables y es importantísimo que empiecen desde el principio. Cómo se sienten, qué les gusta, qué les falta, qué los está afectando, etcétera. Muchas parejas que están empezando y sienten que sus relaciones íntimas van de maravillas podrían decir: "Nos entendemos tan bien sexualmente que no necesitamos usar palabras". Es genial que sea así, y también es genial que se lo digan el uno al otro, para que se acostumbren a hablar de sexo. Nunca sabemos si vamos a tener un conflicto o necesidad que requiera que hablemos, porque está comprobado que es muy difícil que empecemos a hablar una vez que se estableció el patrón de la no comunicación.

- *Háganse el hábito de mimarse y besarse.* No se acostumbren a despedirse con indiferencia. Nunca dejen de besarse. ¿Recuerdan aquella famosa película, *Pretty Woman*, donde Julia Roberts, que personificaba a la prostituta, le decía a su amante que haría lo que fuera, pero no lo besaría? Es que en el beso hay una intimidad muy grande. Es poderoso, es aliento, es vida, es la energía que les damos a nuestras parejas desde un lugar muy profundo. Dejar de besarse es un alerta muy grande, porque el beso es lo que nos mantiene conectados desde un lugar emocional y afectivo con nuestras parejas. Yo creo que la gente deja de besarse cuando empieza a sentir una distancia emocional. Desafortunadamente, solemos subestimar los besos. Nuestros labios y lenguas están repletos de terminaciones nerviosas que nos permiten disfrutar infinitamente de ellos. Los besos nos conectan desde lo emocional y, a la vez, nos proporcionan un inmenso placer físico, un placer tan poderoso que es el principal disparador del deseo. No se permitan perder el beso en la pareja. Besarse les garantiza conexión sexual y emocional. ¡Un verdadero y valiosísimo combo!

- *Háganse el hábito de tener sexo.* Existe una expresión: "Sexo de mantenimiento". Así dicha no suena muy erótica, ¿verdad? Se trata de tener sexo de manera regular, sin la exigencia de que sea "¡guau!". El sexo de mantenimiento es un hábito que debemos incorporar desde el inicio, lo antes posible, porque hay una realidad: cuanto más sexo tienes, más sexo quieres. Es decir, el sexo de mantenimiento nos garantiza que sigamos queriendo tener sexo. Si nos sentamos a esperar a que se den las condiciones perfectas para tener ese sexo maravilloso, al final tendremos menos deseos. Si nuestro deseo disminuye, también van a disminuir las oportunidades de experimentar un sexo fuera de serie. Y por cierto: para que tengamos un "sexo fuera de serie" tiene que haber previamente una serie. Ya ven, entonces, que el mantenimiento genera esa serie que conserva vivo el deseo y que, a su vez, va a permitir que, de vez en cuando, se nos vuele la cabeza con ese sexo extraordinario tan anhelado. No es una expectativa realista que cada vez que te acuestes con tu pareja sea increíble. Muchas parejas sobreviven porque el sexo de mantenimiento es parte de sus vidas y esos encuentros fabulosos los reservan para ocasiones especiales, donde están las circunstancias apropiadas para entregarse a las delicias de un orgasmo gourmet. Sean conscientes de que algunos de sus encuentros sexuales tal vez no sean buenos —el promedio de experiencias poco gratificantes en una pareja va del 5% al 15%—. Pero está comprobado que aquellas parejas que aceptan estas experiencias mediocres, sin complejos y sin echarse culpas mutuamente tienen un sexo mucho más satisfactorio y motivante. Además, la tarea de mantenimiento no tiene por qué ser mecánica ni desapasionada. Puede ser muy romántica, placentera y divertida, aunque la tierra no tiemble cada vez que sus cuerpos se entremezclen en la cama.

En definitiva, haz del sexo un hábito. Así como te hiciste el hábito de bañarte, vestirte, apagar la luz cuando sales de tu casa, ponerte el cinturón de seguridad en el auto. ¿Que no tienes tiempo? ¡Búscalo! ¡¡¡Busquen el tiempo!!! Hay cosas fundamentales en la vida que, salvo por emergencias, no podemos relegar. Por más ocupados que estén, tienen que estar conscientes de que el sexo es parte imprescindible de la ecuación de pareja.

- Jamás pongan la televisión adentro de la habitación.
- ¡Fuera los celulares, compus y tabletas de la cama!
- Elijan colores cálidos al momento de ambientar la habitación.
- Hagan de su dormitorio un lugar plácido: mantengan el orden y la limpieza.

• *¡Hagan de la innovación un hábito!* Mucho mejor que generar el hábito de hacer siempre lo mismo es generar el hábito de la innovación. Y esto no contradice lo que decía anteriormente sobre el sexo de mantenimiento, pues muchas parejas esperan tener un sexo fabuloso haciendo siempre y siempre lo mismo. Significa que no esperen a estar aburridos para empezar a buscar variantes y nuevos desafíos sexuales, porque más adelante les será mucho más difícil animarse a probar cosas nuevas. Si jamás hicieron algo diferente, el día que, en medio de la desesperación por darle mayores emociones a su vida sexual, ella aparezca disfrazada de Caperucita Roja o él te pida hacer esa postura digna de una peli triple X van a pensar que el otro enloqueció. Muy lejos de erotizarse, se sentirán espantados y su libido caerá hasta las profundidades del averno.

**2. Planifiquen los encuentros.** Este concepto simplemente consiste en planificar juntos los momentos en que podremos estar a solas para dedicarnos ese tiempito y encontrarnos sexualmente.

En líneas generales, esta idea produce nostalgia y resistencia en las personas. ¿Por qué ahora tengo que planificar el sexo, cuando antes se daba de manera tan fogosamente espontánea? La palabra "planificado" no nos gusta, porque la confundimos con "artificial", "forzado".

Recuerden la pregunta que les hice en el primer capítulo: cuando estaban de novios y creían que el sexo se daba de manera tan natural, ¿no anticipaban cada uno de sus encuentros? ¿No estaban pensando eróticamente en el otro durante todo el día, no se arreglaban para verse, no escogían el lugar a dónde ir de cita, no fantaseaban con las cosas que se harían mutuamente? ¡Sigan planificando!

Anticipar los encuentros no significa que el sexo deje de ser espontáneo. Por eso, yo prefiero hablar de espontaneidad planificada. La idea es generar esos momentos en los que sabes que vas a tener un tiempito a solas con tu pareja. ¿Qué va a pasar ahí? Tal vez no haya sexo, pero posiblemente van a hablar de sus temas sin interrupciones, lo que les permite estar emocionalmente más conectados; y a veces terminarán teniendo sexo. Entonces, lo que pueda surgir en ese lapso es puramente espontáneo, pero hay que planificar el momento. Así como programas tus citas del día, planifica el tiempo que vas a pasar con tu pareja. Es una manera de priorizarla.

El problema que surge en la convivencia es que pretendemos que el sexo siga siendo como antes, cuando ya no hacemos las mismas cosas que hacíamos. Creemos que la convivencia solita basta y sobra para despertar el deseo. Entonces, dejamos de planificar nuestros encuentros; dejamos de hacer todo lo que hacíamos cuando estábamos de novios. Y si cambiamos uno de los factores que encendían nuestra relación (planificar nuestros encuentros), es lógico que el sexo se vaya apagando. Es como pretender seguir bajando de peso, cuando dejamos de hacer los ejercicios que antes hacíamos. Si comes lo mismo y gastas menos calorías, no es de extrañar que te estanques en tu peso o que engordes.

No cometamos la equivocación de pensar que por el hecho de convivir vamos a estar conectados y que el sexo ya está garantizado. La convivencia, como mencioné antes, supone familiaridad y cotidianidad, factores que atentan contra el deseo sexual; así que cuando vamos a vivir con nuestra pareja es cuando más tenemos que seguir anticipando y planificando los encuentros.

Pensar y fantasear sobre el otro, realizar actividades juntos, ser creativos en la forma en que "hoy" vamos a seducir a nuestra pareja, disponernos para el sexo aunque estemos cansados (de hecho, cuando estamos de novios, ¡¡¡nunca estamos cansados para tener sexo!!!), y reservar el tiempo para estar juntos.

El tema del tiempo es vital. Podemos vivir en la casa y pasar horas y horas en el mismo espacio, pero eso no significa tiempo compartido. Cada quien está en sus cosas y podemos cruzar algunas charlas triviales, pero el hecho de que los dos deambulemos en el mismo momento y por el mismo espacio no significa que estemos realmente juntos. Ese tiempo no reemplaza al que antes nos dedicábamos cuando éramos novios.

Conclusión: no crean que dormir en la misma cama asegura un buen sexo. Para asegurarse un buen sexo mantengan vivos y frescos los rituales amorosos del noviazgo.

**3. Rompan la zona de confort.** Nos fuimos a vivir juntos y nos acurrucamos en la cama todas las noches. ¡Qué rico! Y al principio es deliciosa esa sensación, ¡es nueva! No era lo común que durmiéramos siempre en la misma cama y nos encanta esta experiencia de acostarnos y levantarnos juntos.

Claro... por un tiempo... A medida que pasan los meses, el primer año, el segundo... compartir la cama deja de ser una novedad. Se transforma en más de lo mismo. ¡Pero vaya que es cómodo!

¿Recuerdan que les dije que uno de los enemigos del deseo es la falta de innovación? Bueno, una forma de derrotar esta amenaza es "romper con la zona de confort". Dejemos de comparar el "sexo de antes" con "el de ahora"; aprovechemos las ventajas de estar con una persona cuyos disparadores de deseo conocemos bastante bien y sumémosle la emoción de probar algo nuevo cada noche.

Eso significa desde salirse de la cama para hacer el amor en la sala, en el baño o en el balcón, pasando por experimentar otras posturas, introducir lenguaje de alto voltaje, ver películas o leer literatura erótica juntos, hasta hacer cosas que parecen menos sexies, pero que, al ser divertidas, nos unen y despiertan el deseo, como practicar algún deporte, planificar un fin de semana diferente yendo a montar a caballo o bicicleta, hacer de turistas en la propia ciudad, cocinar juntos platos exóticos, etcétera.

## La búsqueda de un bebé

Para muchas parejas, el amor se consolida con la formación de una familia. La ilusión individual que cada cual pueda tener de lo que significará ser mamá, ser papá, o ser padres en conjunto suele ser un bello sueño que recoge todo lo mejor de la experiencia. Nos imaginamos la explosión de amor hacia esa personita que creamos juntos, nos embobamos ante lo inevitablemente irresistibles que son los chicos, en fin, todo lo bello de llenar la casa de bebés y niños, fruto de nuestro amor. Si bien pocas cosas son tan increíbles y gratificantes para el ser humano como lo es la experiencia de ser padres, no todo es color de rosa.

Dicen que todos los bebés traen un pan bajo el brazo. Pero lo que no se dice tanto es que, además del pan, el bebé viene con una mochila llena de responsabilidades, compromisos y tareas que van a cambiar nuestras vidas para siempre.

Ser padres es un trabajo muy duro, que requiere de una inmensa dedicación y tiene consecuencias directas en nuestro modo de vida.

¡Disfruten del mejor sexo mientras buscan al bebé!

Para que la búsqueda sea supersensual, excitante y se convierta en ese maravilloso viaje que han emprendido como pareja, les quiero pasar los siguientes consejitos:

- *¡Comuníquense mucho!* Como les dije antes, si la concepción no se da de acuerdo con sus expectativas, la búsqueda del bebé puede extinguir el romance, la pasión y la diversión. El entusiasmo con el que comenzaron ahora se convierte en impaciencia, enojo, resentimiento y culpa. Bajo estas circunstancias, deben comunicarse mucho, para compartir amorosa y comprensivamente qué es lo que está sintiendo cada uno. Eso disminuirá su estrés y les permitirá recordar que el sexo, ante todo, es su espacio para el encuentro. Y cuando hablen, recuerden usar todas las herramientas de comunicación que les di en el capítulo anterior.

- *¡Hagan de la búsqueda una experiencia erótica!* Por más ganas que tengan de tener el bebé, es un proyecto tan importante que es imposible que no produzca estrés, y que se sientan con el mismo nivel de libertad y goce. La tarea que tienen que imponerse, ante todo, es "concentrarse en el disfrute", focalizarse en sus sensaciones placenteras y ponerse en contacto con su sensualidad.

- *Remóntense al pasado.* Si la búsqueda del bebé les ha hecho olvidar lo rico y apasionado que puede ser el sexo, rememoren ese pasado en que se encendían de sólo pensar en el otro.

- *¡Mucho, mucho juego previo!* Sí, es tu día fértil, pero eso no quiere decir que yaaaa yaaaa mismo tengas que ser fecundada. Sabemos que el sexo en esos términos se convierte en una tarea, en una obligación y que lo obligatorio nada tiene que ver con el deseo. Punto. Por eso, ahora y más que nunca, prioricen los juegos previos: besos, caricias, jueguitos. Siente sus labios sobre tu cuello, acaricia suavemente el interior de sus muslos, chúpense y lámanse todo el cuerpo... Luego, sólo cuando estén ahí, a punto caramelo, vayan a la penetración. Tal vez queden embarazados, tal vez no. Lo que sí es seguro es que su encuentro será maravilloso, valioso en sí mismo, más allá de los resultados.

- *Los otros días... ¡también!* ¿Sexo sólo con fines reproductivos? ¡Nooooo! Tengan sexo también los otros días del mes, esos que no son tan fértiles (que son la mayoría, por cierto). Además de ser un hábito saludable para la pareja, evitará que caigan en aquella ecuación dañina (sexo = bebé), como si los otros encuentros fuesen un desperdicio de energía y espermatozoides. Usen el resto de los días para seguir erotizándose: tengan citas románticas, disfruten del sexo oral, hagan aquellas posturas que les encantan. Tomen estos días como un recreo para hacer "travesuras", para comportarse más salvajemente, para sentirse completamente libres y hacer lo que tal vez no puedan hacer durante esos días, cuando es más probable la concepción.

- *Sean creativos.* No permitan que el deseo de concebir haga que el sexo se vuelva aburrido. Siempre traten cosas diferentes, lugares, posturas, usen material erótico, juguetes, sigan estimulando sus puntos de máximo placer, pónganse atractivos para la ocasión. Que cada quien use sus poderes de seducción. No piensen que porque están buscando al bebé no importa lo que lleven puesto, especialmente los hombres que se asumen en el rol de sementales, del que después reniegan. Ser creativos hará que el sexo siempre sea divertido, más allá de cómo resulten las cosas. Y quién sabe, tal vez en este furor de buscar cosas nuevas (más allá del bebé) descubran variantes que los van seguir entreteniendo durante muchos años más, aun cuando llegue el día en que al "bebé" le toque ir a la universidad.

- *Redescubran el romance.* Eviten la presión que genera la búsqueda del bebé redescubriendo el romance, dentro y fuera de la cama. ¡Pónganse de novios otra vez! Envíense mensajitos hot, anticipando una noche dedicada a la lujuria. Hablen de aquellos temas que antes los entusiasmaban y erotizaban. No digo que el bebé no sea un tema de su interés, pero no permitan que se convierta en el tópico exclusivo de sus conversaciones. No olviden besarse, hacerse regalitos, andar por la calle tomados de la mano. Creen el mejor escenario para que este proyecto que han emprendido se dé en la atmósfera más sensual y amorosa posible.

Y sobre todo, ¡hagan todo aquello que siempre les ha gustado!

Tal vez la primera imagen que se nos viene a la cabeza cuando pensamos en sexo durante el embarazo es una gran panzota que se interpone entre el hombre y la mujer. Pero lo cierto es que la panza (por más grandota que se ponga) no es un escollo para seguir disfrutando del sexo, si nos hacemos fanáticos de nuevas posturas que sean más cómodas para ambos. La vida sexual efectivamente se va a ver afectada, debido a que hay cambios hormonales y emocionales. El problema es que cambie negativamente y que esta transformación llegue para quedarse.

¿A qué debemos estar atentos? Veamos:

EL CUERPO CAMBIA

Para muchas parejas el cuerpo de la mujer embarazada puede ser una fuente de conflictos, confusiones y malentendidos.

Todas las mujeres, además de las náuseas, los dolores de cabeza y de espalda, la fatiga y muchos más etcéteras, deben lidiar con el aumento de peso y con el cambio en la forma de sus cuerpos. Algunas no se sienten tan maravilladas con sus pancitas maternales, ¡y con gusto arrancarían todos los espejos que cuelgan en la casa! Se sienten horribles y poco deseables, lo que junto con los cambios hormonales las vuelve hipersensibles. No quieren que sus parejas las vean, temen su rechazo, y por eso evitan cualquier avance sexual.

También puede ocurrir que una mujer se sienta supersexy, pero que no inicie ningún acercamiento sexual porque le preocupa que él ya no la halle atractiva. Por su parte, muchos hombres evitan el encuentro porque creen que pueden dañar al bebé en formación. Si ella está más susceptible que nunca con respecto a su aspecto físico, y él no la busca porque teme por el bebé, se va a producir el malentendido. Es probable que ella interprete la actitud de su pareja como un rechazo hacia su nueva imagen y se sienta ofendida y herida en su autoestima, lo que tal vez la vuelva más agresiva con él. Ahora ambos están peleando y no entienden muy bien por qué.

No debe sorprenderles, entonces, que destaque una vez más la importancia de la comunicación en esta etapa. En esta oportunidad, el hombre debe ser un poco más comprensivo, porque la mujer es quien está padeciendo la mayor parte de los cambios. Por eso, chicos, no dejen de decirle lo bonita que se ve, que su cuerpo les resulta sexy y que la desean tanto o más que antes.

### NOS PONEMOS EL TRAJE DE MAMÁ

Nos acaban de confirmar que estamos embarazadas. Y para muchas mujeres, el anuncio marca el fin de su etapa como mujer erótica y sexy, para dar inicio a la etapa de mamá pura e intocable. Este pensamiento erróneo, cimentado durante siglos por nuestra cultura, nos dice que las actividades que disfrutábamos antes de la maternidad sencillamente ahora no son apropiadas. Hay mujeres que llevan a tal extremo esta creencia que bloquean cualquier tipo de fantasía, lo que afecta negativamente el apetito sexual. Pero no sólo nosotras debemos bregar con este pensamiento.

¿Recuerdan cuando hablaba del "complejo de la puta y la madonna"? Bueno, ¡¡¡cuidado, alerta máxima!!! Porque es justo ahora que este complejo se puede disparar y literalmente destrozar nuestra vida sexual para siempre.

Es importante que estemos atentos a este tipo de pensamientos, para poder identificarlos y tratarlos en caso de que aparezcan.

Los dos como pareja tenemos que saber que la maternidad no está reñida con el erotismo, porque como digo, ¡todas somos siempre, y por sobre todo, mujeres! Recuerden que el sexo en la pareja es imprescindible, y que, además, es la forma en la que naturalmente tenemos hijos.

LOS VAIVENES DEL DESEO

Durante la etapa del embarazo es muy probable que nuestro deseo sexual tenga sus altas y bajas. Habrá veces que tú no podrás esperar a desvestirlo y arrojarlo en la cama, mientras que en otras ocasiones te sentirás como una fría estatua de mármol que no hay fuego que logre calentar. Las hormonas están entre las principales responsables de que esto suceda, pero no actúan solas: nuestras cabezas y emociones también generan fluctuaciones en el apetito sexual, y no sólo a nosotras, también a ellos. Y éste es un terreno fértil para que se produzca el desencuentro, porque puede suceder que cuando nuestro deseo se dispare al infinito el de ellos vuele más bajito, y viceversa. Saber que eso puede pasar y aprender a manejar la disparidad del deseo son las claves para preservar nuestra vida sexual.

*La maternidad en las relaciones lésbicas*

En el caso de las parejas homosexuales, el planteo de la búsqueda del bebé requiere una doble planificación ya que los caminos para alcanzarlo son muchos, diversos y tienen diferentes pros y contras.

Hay que discutir si el donante va a ser un conocido o un desconocido, si la fertilización va a ser asistida o van a intentar hacer una inseminación intravaginal casera, quién va a ser la portadora, quién va a donar su óvulo. Porque no debemos olvidar que en el caso de las parejas de lesbianas las dos son potenciales donantes de óvulo y portadoras del bebé.

Entonces, ¿cómo elegir el rol que va a ocupar cada una? Una modalidad muy extendida y bastante novedosa es la de la comaternidad: una fertilización in vitro recíproca en la que una de las mujeres cede el óvulo que va a ser fertilizado y se implanta en el cuerpo de la otra mujer, quien cargará al bebito durante el embarazo.

De esta manera, ambas partes participan activamente del proceso del embarazo, algo que años atrás hubiera sido impensado.

Algunas cosas que deberán tener en cuenta antes de embarcarse en la búsqueda del bebé:

- *¿Quién va a ser el donante del semen?* Esto, como casi todo, se define de acuerdo con el gusto y la comodidad de cada pareja. Algunas personas piensan que es más fácil hacerlo con alguien conocido pero otras prefieren que sea un desconocido. Es importante tener total y cabal conocimiento de las leyes en relación con el donante antes de decidir. Esto puede cambiar de país a país, y en cada caso se estipulan diferentes niveles de derechos y responsabilidades del donante.

- *Planificar costos y gastos.* Otro tema importante son los costos, y esto también es muy relevante en casos de parejas heterosexuales con problemas de fertilidad. Lo más deseable sería que la fertilización asistida fuera cada vez más accesible, pero aún es muy cara, entonces hay que considerar los costos de los tratamientos de fertilización y planificar para incurrir en esos gastos.

- *Hormonas.* En cualquier caso de fertilización asistida, las mujeres deben prepararse física y psicológicamente para pasar por tratamientos hormonales que les inducirán la ovulación y así poner el cuerpo a punto para ser inseminado. Una vez que ha sido fertilizado, la hormona se mantiene en el cuerpo y se queda ahí durante todo el embarazo; todo esto puede causar estragos tanto físicos como emocionales. Entonces les aconsejo tener esto siempre en cuenta: tomar los cambios súbitos de humor con calma, darse el tiempo que necesiten para ir acoplándose a todos los cambios físicos y emocionales, y que ambas tengan total comprensión de los retos asociados al momento por el que está pasando cada una, la portadora y la madre biológica.

## Sexo cuando ya hay hijos

Llegó el bebé. ¿Ahora somos padres o amantes? La respuesta a esta pregunta no puede esperar. Después del bebé, ¡¡¡somos padres y amantes!!! Claro que es mucho más fácil decirlo que hacerlo. La llegada de los hijos es un punto crucial no sólo en nuestra vida como seres individuales, sino como pareja. Es un auténtico parteaguas, porque depende de cómo hagamos las cosas de ahora en más que seamos sólo papá y mamá, o una pareja en la que además de padres seamos amantes.

El problema no es menor. De acuerdo con la prestigiosa revista estadounidense *Newsweek*, entre el 15% y el 20% de todos los matrimonios son "asexuados", y con ese término tan despectivo se denomina a las parejas que tienen sexo unas diez veces al año o menos. Sí, leíste bien: ¡menos de una vez al mes! Y un altísimo porcentaje de parejas entra en esta categoría el día en que se convierten en papá y mamá. A pesar de las estadísticas pesimistas, la buena noticia es que no estamos condenados a un destino sin sexo ni pasión en nuestras vidas. Porque no ser parte de esta tendencia ¡depende de nosotros!

Para volver al ruedo, ¡ponte en forma!

No me refiero a que vayas al gimnasio y hagas sentadillas y abdominales alocadamente después de haber tenido a tu bebé. Estoy hablando de los ejercicios de Kegel, esos que tanto me gustan a mí y que nunca dejo de recomendar. Sí, soy una gran fan de los Kegels y espero que tú sigas mis pasos. Son un hábito más que saludable que deberíamos incorporar todas las mujeres desde que empezamos a ser activas sexualmente.

Son fantásticos en todas las etapas de la vida y particularmente buenos después de dar a luz, porque además de acelerar el proceso de curación en caso de episiotomía o rasgadura, fortalecen y devuelven tonicidad a los músculos del piso pélvico o pubococcígeos, que se distendieron con el parto. Y a mayor tono muscular, más disfrute sexual.

- *¿Cuándo empezar a hacer los Kegels?* Puedes comenzar inmediatamente después del parto, pero muchas mujeres prefieren descansar un poquito antes de empezar a practicarlos. Es recomendable que los hagas parte de tu rutina diaria, en una posición que te sea cómoda. ¿Que no tienes tiempo? ¡Claro que sí! Son tan sencillos que puedes hacerlos mientras alimentas a tu bebé.

- *¿Cómo identifico los músculos pubococcígeos?* Además de que tienen un nombre raro, no somos muy conscientes de su existencia. Pero te voy a dar un truquito para que los identifiques. La próxima vez que orines, intenta detener el flujo y luego libéralo. Esos musculitos que te permiten controlar la salida de la orina no son otros que los famosos pubococcígeos. Si aún no estás segura de haberlos encontrado, introduce un dedo en tu vagina y trata de presionarlo con tus músculos. Si sientes la presión, estás en el camino correcto.

- *¿Cómo los hago?* Primero asegúrate de tener la vejiga vacía. Luego imagina que quieres detener el flujo de orina y contrae los músculos. Mantén la contracción durante dos o tres segundos. Luego, vuelve a relajar los músculos. Y repites la serie: contraes, mantienes y relajas.

- *¿Cuántas veces repito la serie?* Unas cien veces. ¡Uuuy! ¡No te desalientes! Al principio podría resultarte un poquito cansador, pero a medida que fortalezcas los pubococcígeos, se te irá haciendo más y más fácil.

- *¿Con qué frecuencia debo hacerlo?* ¡¡¡Todos los días!!! Los beneficios de cualquier ejercicio físico se obtienen si y sólo si somos constantes. Cuando los sientas fortalecidos incrementa el número de contracciones de cada serie. ¿Que te da un poquito de flojera? Tal vez un buen incentivo es que los practiques mientras haces el amor con tu esposo. ¡Esos apretoncitos en su pene seguro que le encantarán! ¡Y ten paciencia! Te tomará de tres a seis semanas de realizar tus Kegels con regularidad para que notes sus maravillosos beneficios. ¡Pero vale la pena!

- *¿Durante cuánto tiempo tengo que practicar los Kegels después del parto?* ¡Siempre! Ahora que has empezado a hacerte el hábito, no te detengas. Mantener tonificados tus músculos pubococcígeos te da más placer durante el sexo; y si te da placer, te darán más ganas de tener sexo. Y si eso no es razón suficiente, debes saber que los Kegels ayudan a prevenir el prolapso uterino, una condición que afecta a las mujeres mayores y que puede generar incontinencia, dolor de espalda e incomodidad durante las relaciones sexuales.

*¿Y qué pasa con el deseo de los papás?*

Después del parto, es común que hablemos del normal descenso en el deseo de las mamás, pero se dice poco acerca de qué les ocurre a los padres. Ellos, al igual que las mujeres, también pueden sufrir una baja en su apetito sexual. El estrés por la nueva responsabilidad, el cansancio y la presión por los cuidados del bebé son factores que pueden causar estragos en el deseo y la excitación del hombre.

Y hay más. Se sabe que los cambios hormonales que experimenta la mujer después del parto hacen que ella no se sienta tan predispuesta a disfrutar de los placeres entre sábanas. Pero recientes estudios indican que la testosterona, la principal hormona masculina, cae en picada cuando se convierten en papás. Y que cuanto más se involucren ellos en el cuidado del bebé —cambiando pañales, cantando canciones de cuna y jugueteando con el niñito— mayor será este descenso.

Para realizar este estudio, los científicos primero midieron el nivel de testosterona de los hombres cuando éstos tenían 21 años y todavía estaban solteros y sin hijos. Cinco años más tarde, volvieron a practicarles la medición y se encontró que aunque esta hormona naturalmente desciende con la edad, los hombres que se habían convertido en papás habían tenido una disminución mucho mayor que aquellos que aún no lo eran: ¡más del doble! Y los hombres que se involucraban en el cuidado de sus hijos durante más de tres horas al día eran los que tenían el menor nivel de testosterona de todos.

Es un estudio revelador, pero tenemos que ser cuidadosos a la hora de interpretarlo. El machismo imperante en nuestra sociedad —por fortuna, cada vez menor— nos ha realizado un lavado de cabeza, que nos lleva a pensar que un menor nivel de testosterona significa entonces que se es "menos hombre". Y no se trata de eso. Lo que tenemos que valorar del estudio es que demuestra que ellos, al igual que nosotras, están predispuestos biológicamente a encargarse de los cuidados del bebé, y que por lo tanto es importante que se involucren en su crianza.

En esta época, en la que los roles de la pareja están cambiando y cada vez hay más hombres dedicados al cuidado de los niños, es importante tener en cuenta que ellos pueden sentir menos deseo por motivos fisiológicos, sin que su aplacamiento hable de nosotras. No es que estemos más gordas, feas o que nos dejaron de querer. Simplemente, la biología hace que reserven un poquito de energía para atender al recién nacido.

Y les paso un dato que seguramente será del agrado de ustedes, chicas: está comprobado que un papá con menor nivel de testosterona es un poco más sensible a los requerimientos de sus hijos; pero también, ¡menos susceptible a los avances seductores de una mujer que conoce en el trabajo!

En las parejas modernas, es posible que ellas deseen más que ellos, especialmente en los casos en que sea el papá quien pase más tiempo en casa con el bebé. Si es mamá quien sale a trabajar, su libido puede estar más alta, porque está más motivada externamente y, a la vez, más en contacto con sus propios intereses, consigo misma y con su sensualidad; al contrario del papá, que pasa más tiempo en casa volcando toda su energía en el nuevo integrante de la familia. Además de estar cansado, no debemos olvidar que algo fisiológico le está sucediendo.

Ahora bien, no cometamos el error machista de pensar: "¡¡¡Entonces, mejor que ni se involucre en el cuidado del bebé!!!". Es una ventaja contar con la ayuda de la pareja. La clave está en el equilibrio. Las hormonas no lo son todo. ¡La actitud también cuenta, y mucho! Ya seas tú como mamá o él como papá quien tenga más peso en el cuidado del recién llegado, deben sacar el tiempo para volver a encontrarse. Aunque les parezca imposible, porque están supercansados, agotados, con las hormonas jugándoles en contra, es una realidad indiscutible que cuando tienen niños deben hacer un mayor esfuerzo para mantener vital la sexualidad de la pareja.

*Consejos sexies para los flamantes padres*

- Tengan expectativas realistas sobre su vida sexual después de la llegada del bebé. No piensen que inmediatamente van a querer brincarle al otro. Lleva tiempo ajustarse a los cambios y hay un período real después del parto en el que no se puede tener la misma frecuencia e intensidad en los encuentros.
- A los seis meses y al año del nacimiento del bebé, planifiquen al menos un fin de semana en pareja solos. Y solos quiere decir sin bebé.
- Actúen como una pareja enamorada: cuando salgan tómense de la mano, bésense en los lugares públicos, expresen su amor sin que les importe dónde y con quién estén.
- Amplíen su repertorio de temas de conversación: nadie duda de que el bebé sea el tema favorito, pero reconéctense con las cosas que antes les interesaban. De lo contrario, se volverán pesados y aburridos. Y pesado y aburrido equivale a decir ¡antisexy!
- Hagan un listado de las cosas que antes de la llegada del bebé les gustaba hacer en pareja. Verán que hay muchas que pueden seguir haciendo todavía.
- ¡Háganse fans de los *quickies*! Valoren y aprovechen esos momentitos que tengan libres.
- Comprométanse ambos a recuperar la pasión en su relación. Pueden hacer un ritual, si quieren, donde ambos firmen un "convenio" por el cual se comprometen a intimar, al menos, una vez por semana.

Les prometí que sí íbamos a poder seguir disfrutando del sexo con nuestra pareja a largo plazo. Pero también les prometí que tendrían que trabajar, que no les iba a pasar fórmulas mágicas ni pociones afrodisíacas. Así que por más niños que anden revoloteando por ahí, tómense un momento para leer los siguientes consejos, y luego tómense un tiempo más ¡para comenzar a implementarlos!

**1. Libérate de las quejas, mantén la mente en positivo.** "Estoy agotada", "con los niños no tengo tiempo para nada", "si no tuviera hijos, claro que podría ir a las clases contigo", "no tenemos un segundo para estar los dos a solas", "¡¡¡es que a mí nadie me ayuda!!!", "no tienes idea de lo que es mi vida", "aprovecha tú mientras puedas"... ¡¡¡Ey!!! ¡Un momento! Pongámosle un freno a tanta queja y a sentirnos miserables. Tengo que reconocer que siempre me desconcierta, sin desmerecer todo el esfuerzo que hacen las mamás y los papás, cuando escucho a una mujer o un hombre con hijos quejarse de esta manera y reiteradamente. ¿Acaso no recuerdan que fueron ustedes los que decidieron tener hijos y la ilusión que les daba? Honestamente no puedo creer que todo sea negativo. Si se han identificado con este tipo de reclamos, les pido que se detengan a pensar unos minutos en esas muchas satisfacciones que también les dan los niños, que hacen que se les dibuje una sonrisa enorme sobre sus rostros. Entonces, ¿qué les parece si a partir de ahora hacen más énfasis en los aspectos positivos de ser padres que en los no tan divertidos?

No estoy diciendo que no hay razones para estar cansada/o, pero estoy convencida de que a la vez debe haber muchas otras razones para estar contentos. Y les propongo que focalicen en esas cosas que les hacen bien. Si ponemos el énfasis en lo negativo, por más pequeño que sea, vamos a contaminar todos los otros aspectos de negatividad. Hasta lo bonito y excitante se volverá gris.

Nuestra libido, nuestro apetito sexual se alimenta de lo positivo. Si se la pasan todo el día refunfuñando, no van a tener ganas de lanzarse sobre la pareja al final del día. ¡Ninguno de los dos va a tener ganas! ¿Qué tiene de erotizante la queja continua? Nada, absolutamente nada.

**2. Recupera el tiempo perdido.** Cuando las personas se convierten en padres, el tiempo adquiere un valor inmenso. Nunca tan cierto que "el tiempo vale oro". Ahora no hay manera de que nos alcance el día para otras cosas que no sean tareas, tareas y más tareas —cuidar a los niños, labores del hogar, trabajar—. No tengo tiempo para tener sexo, no tengo tiempo para ir a caminar, no tengo tiempo para leer el periódico, no tengo tiempo para salir con amigos, no tengo tiempo para... (sigue completando tú la lista).

Si no hacemos algo al respecto, lamentablemente no tendremos tiempo para seguir siendo personas interesantes. Para ser atractivos a nuestras parejas y para nosotros mismos (lo que nos vuelve más predispuestos a disfrutar del sexo), tenemos que seguir siendo interesantes. Tener temas de qué hablar, idear proyectos... En fin, seguir entusiasmados con la vida.

Ahora te voy a proponer un ejercicio para que empieces a recuperar al menos un poquito de ese tiempo perdido:

- Haz una lista con todas las actividades que realizas al día.
- Al lado de cada actividad pon el horario en que las realizas y el tiempo que te lleva hacerlas. No hagas trampa, no exageres ni minimices las duraciones.
- Por si te olvidaste, te pido que agregues el tiempo que empleas en las siguientes actividades:

- Ver televisión.
- Revisar tu correo electrónico.
- Poner al día y revisar tus redes sociales.
- Quejarte con tu pareja.
- Mantener conversaciones inútiles por el celular.
- Hacer colas en el banco para pagar cuentas.
- Limpiar lo que está limpio, ordenar lo ordenado.

- Ahora haz otra lista con actividades que te gustaría hacer y anota el tiempo que te llevaría hacerlas. Todas aquellas cosas que vives diciendo que quieres hacer, pero para las cuales no tienes tiempo. Por supuesto, ¡incluye el sexo!
- Suma el tiempo que te llevan tus actividades diarias. Y no olvides sumar aquellas que yo te recordé, si fuera el caso.
- Saca de la lista de actividades diarias aquellas tareas que al menos una vez por semana podrías dejar de hacer. Seguramente puedes quitar la televisión y las redes sociales, reducir el tiempo que pierdes en la cola del banco haciendo pagos online. Suma cuánto tiempo te ahorras si dejas de hacer estas actividades.
- Vuelve a la lista de actividades que quisieras hacer, y fíjate cuáles se te hacen posibles ahora que has ganado tiempo. Seguro que para el sexo hay un momento si dedicabas al menos una hora diaria para ver televisión. Con que dejes de ver tele tres veces a la semana, cuentas con tres horitas extras para compartir con tu pareja. También es posible que si dedicas menos tiempo a las redes sociales, tengas media horita para ir a caminar o leer ese libro que hace tiempo que te espera en la biblioteca.
- Invita a tu pareja a hacer lo mismo. Busquen la manera de compartir algunas actividades juntos.

**3. Mantente en forma.** Si los kilitos ganados durante el embarazo no sólo no se han ido sino que han aumentado, ponte en movimiento. No te estoy recomendando que pretendas entrar en el mismo vestido que usabas cuando te casaste. Pero recuerda que cuando estamos más a gusto con nuestro cuerpo nos sentimos más atractivos y más deseosos. Además, con el ejercicio liberas endorfinas, que son las hormonas que nos generan sensación de placer y que aumentan nuestro apetito sexual. Los expertos dicen que treinta minutos de caminata son suficientes para obtener los beneficios. Y si caminas con tu pareja, ¡¡¡mucho mejor!!!

**4. Saca la tele del cuarto.** ¡Hazlo YA! La televisión en la habitación es el enemigo número uno del encuentro íntimo. ¡¡¡Si la tienes enfrente de tu cama, sácala ahora!!! No permitan que ese aparato se convierta en el tercero en discordia.

**5. No te excuses detrás de los niños.** Muchas personas responsabilizan a los niños de la disminución en su deseo sexual. Pero deben ser muy honestos con este tema, porque es muy tentador encubrir nuestros problemas de pareja usando a los hijos de excusa. Si detectas que entre ustedes el distanciamiento obedece a otras razones, ¡hablen! Resuelvan el conflicto de raíz, no lo oculten debajo de la alfombra. De lo contrario, como ya les he dicho, el problema se agudiza y cuanto más tiempo pasa más difícil es solucionarlo. Si percibías que antes de tener hijos tu deseo ya estaba bajo, no te excuses en los niños. Empieza a generarte el hábito de tener sexo con cariñitos eróticos y sexo de mantenimiento.

**6. No sientas culpa de priorizar a tu pareja.** Es muy común el sentimiento de culpa que sienten los padres si priorizan a su pareja sobre sus hijos para realizar actividades a solas. Pero la conexión de la pareja es tan importante como el cuidado de los niños, y ayuda además a criar chicos felices en un contexto de familia saludable. Nunca deben olvidar que el hecho de ser padres no los despoja del derecho de ser una pareja y comportarse como tal. Y cuando me refiero a comportarse como tal es a no tener vergüenza de ser románticos, tomarse de la mano y darse besos cariñosos delante de sus niños.

**7. Hora de ir a la cama, es hora de ir a la cama.** Esto cuenta tanto para los niños como para los padres.

En primer lugar, se recomienda que los niños duerman en su propia habitación a partir de los seis meses. A no ser que sea un caso de emergencia, los chicos tienen que saber que no se duerme en la cama de los padres. Ese espacio es de ustedes dos y así deben preservarlo. Además, tienen que ser muy firmes con la hora de ir a la cama. Si es a las nueve de la noche, es a esa hora, ni las diez ni las once.

Los niños estarán más saludables porque duermen y descansan mejor; y ustedes tendrán una o dos horas para seguir disfrutando del juego de adultos. Eso sí, no tiren ese tiempo ganado por la ventana viendo televisión o llevando la computadora portátil a la cama... ¡a no ser que sea para ver juntos algún material erótico!

Consejo: acuéstense desnudos. El contacto de la piel con la piel es sumamente sugestivo.

**8. ¡Cierren la puerta de su habitación!** Una de las situaciones más temidas por todos los padres es que el pequeñín entre en su habitación justo cuando están teniendo sexo. Para que esa pesadilla no se haga realidad —si es que ya no ha sucedido— y el miedo a ser sorprendidos no los detenga en sus avances amorosos cortando ese maravilloso y excitante sexo oral que están recibiendo, ¡cierren la puerta y enséñenles a los niños a tocar y a esperar que les abran! Sé que a muchos papás les da pánico que suceda algo y no puedan escuchar a sus hijos. Pero ¿para qué existen esos aparatitos que se ponen en la habitación de los niños, si no es para poder monitorearlos?

**9. Acompáñense sensualmente.** Si no te sientes con muchas ganas de tener sexo, eso no significa que tu pareja no las tenga. Por ejemplo, en lugar de rechazarlo, sé partícipe de su erotismo y motívalo a que se masturbe mientras tú lo miras y lo acaricias. Deja que eyacule sobre tus senos o en tu boca. Tal vez, ver a tu pareja entusiasmada te motive a ti, y esta noche te regales un inesperado y rico orgasmo.

**10. Cariñitos eróticos.** Estos cariñitos ayudan a mantener el sexo caliente, aunque no necesariamente culminen en coito ni orgasmos. Son, por ejemplo, esos saludos que les hacemos a los genitales de nuestra pareja mientras se está vistiendo antes del ir al trabajo. Sabes que está apurado, pero con tu pie o tu mano acaricias su pene o sus nalgas. Quizá la situación los encienda de tal manera que terminen en un *quickie*. Tal vez tengan que aguantarse y desquitarse en la noche. O puede que quede en ese cariñito que transmite el mensaje de que estamos conectados, me gustas, te deseo, ¡qué rico! Estos contactos eróticos son supervaliosos. Está comprobado que las parejas que dan valor a este tipo de gestos y que no se sienten frustradas porque no hubo penetración, orgasmo o un deseo arrebatador son por lo general más felices sexualmente a largo plazo.

**11. Ten un plan.** Sin querer ser sexista, y a pesar de que hoy hay muchos hombres que asumen el rol de cuidador principal de los niños, lo cierto es que son las mujeres, en su mayoría, quienes aún asumen este papel. Por eso, es posible que la mujer esté más desganada para el sexo. Para incentivarlas, recomiendo que los varones armen el plan completo. No basta con que digan: "¿Qué te parece si el sábado vamos solos a cenar o pasamos la noche solos en ese hotel que nos gustaba tanto?". ¡La propuesta es divina! Pero hacerla realidad requiere de una importante producción previa, que es encontrar con quién dejar a los niños, armarles la mochila para que se queden a dormir esa noche fuera de casa y demás. Si sólo le haces la propuesta a tu mujer, lo más probable es que ella en lugar de escuchar "cena" u "hotel" escuche: "Tengo que pedirle otro favor a mamá", "¿qué ropa pongo para que se lleven?", "¡uff una hora hasta la casa de los abuelos!". Haz que tu propuesta sea completa. Encárgate al menos una vez al mes de planificarlo todo. Entonces dile: "Este sábado los chicos se quedan con los abuelos a dormir. Los llevo a las siete de la tarde y los paso a buscar en la mañana. Y nosotros nos vamos a cenar y luego a ese hotel que nos gusta tanto". No hay forma de que ella se resista a esa invitación. Seguro que te premia con un sexo celestial.

**12. Sexo de mantenimiento.** Cuando estemos en situación de crisis, con los niños poniendo nuestra vida patas arriba, aprovechemos cualquier ocasión que se nos presente para tener sexo. El sexo promedio, ese sexo de mantenimiento del que les hablé antes, es mucho mejor que no tener ningún tipo de sexo. No esperes a que se den las condiciones para disfrutar de un sexo eterno y superexplosivo. Haz del sexo de mantenimiento el mejor hábito de pareja.

**13. No pierdas tu tiempo "esquivando".** Tu pareja quiere sexo y tú no te sientes de humor... pues piensa en todo el tiempo que pierdes esquivando sus avances, diciéndole que estás cansado/a, quejándote de su incomprensión... Si desde el inicio, en lugar de poner tantas excusas o enojarte, hubieras accedido a tener sexo, probablemente lo habrías pasado mucho mejor. En lugar de acostarse enojados y dándose la espalda, lo más probable es que ahora estén acurrucaditos juntos con un ¡final feliz!

**14. Practica tus orgasmos.** Siempre aconsejo que mantengamos la masturbación como un hábito en nuestras vidas, aun cuando estemos en pareja. Esta práctica nos mantiene en forma tanto física como "fantasiosamente". Física porque al ser uno mismo quien se toca, descubrimos cómo nos gusta, qué necesitamos hacer para alcanzar el "gran O" y luego es más fácil tenerlos con nuestra pareja y aprovechar al máximo hasta los *quickies*. Fantasiosamente porque para masturbarte te "tienes que hacer la película", tienes que ejercitar tu creatividad erótica, pensar en una situación que te motive, imaginar cómo luces, qué están haciendo. Es decir, estás pensando en ¡¡¡sexo!!! Y pensar en sexo es el mejor afrodisíaco y el mejor antídoto para la inapetencia sexual. Cuanto más piensas, más quieres.

## Parejas con mucha diferencia de edad

Las parejas con diferencia de edad atraviesan los mismos retos que cualquier otra relación a largo plazo, pero además tienen que afrontar otros. Ser más o menos contemporáneos no nos garantiza nada si no aprendemos a trabajar la relación. Bueno, lo mismo ocurre con parejas cuya diferencia de edad es de diez años o más.

Está claro que lo que hace que una relación funcione no está ligado a lo físico ni a los años, sino a la atracción y al amor que comparten. Pero tampoco debemos pecar de inocentes y pensar que la diferencia de edad no presenta retos especiales.

Cultural y socialmente solemos estigmatizar estas relaciones. Un hombre mayor que sale con una chica joven frecuentemente es calificado de "viejo verde"; y a una mujer diez años mayor que su pareja se le dice "asaltacuna", o *cougar* en inglés, que viene a ser como una depredadora. Es común además que se prejuzguen las intenciones de la persona menor, suponiendo que está con el otro para obtener beneficios económicos.

Aparte de los prejuicios sociales, los integrantes de estas parejas tienen sus propios temores: la aceptación de sus respectivas familias y de las amistades, celos porque él/ella tiene amigos y amigas más jóvenes, y sobre todo, por el rendimiento sexual. Especialmente la persona que es mayor no puede dejar de preguntarse qué va a suceder cuando la diferencia de edad se haga más dramática, y su deseo sexual y su rendimiento no sean los mismos que ahora.

### *Cuando ellos son mayores*

Socialmente aceptamos más fácilmente a las parejas formadas por un hombre mayor que la mujer. Él es un "ganador" que se lleva a la cama a la más jovencita, a la vez que cumple con el papel tradicionalmente reservado para el varón: el de proveedor.

Es cierto, pero no es todo lo que une a estas parejas. Una mujer se siente atraída por un hombre mayor porque:

- Busca una figura paterna.
- Encuentra estabilidad, que un hombre de su misma edad no está en condiciones de ofrecerle.
- Posee compatibilidad emocional. Generalmente, los hombres maduran más lentamente que las mujeres, y esto hace que cuando son jovencitas algunas mujeres que están más

maduras emocional y psicológicamente no se sientan a gusto con sus contemporáneos. Un hombre mayor se vuelve mucho más interesante a nivel intelectual, y también más compatible con sus intereses.

- Encuentra acompañamiento para proyectos familiares comunes. Los hombres suelen posponer el tema de la paternidad. A los veintipico muchos no están pensando en tener hijos, mientras que una mujer puede ya tener ese proyecto de vida, que se hace mucho más factible con un hombre mayor.

Por su parte, el hombre mayor que busca a una más joven lo hace porque:

- Quiere formar una familia. Ya está maduro y sus contemporáneas generalmente ya tienen hijos y no están interesadas. En cambio, una mujer joven que está en su plenitud reproductiva tiene las energías necesarias que requiere la maternidad.
- Se siente rejuvenecido. Especialmente cuando ellos están en la crisis de los 40 y empiezan a sentirse "viejos", estar con una mujer más joven puede generarles la ilusión de que los años no pasan y demostrarle al mundo que siguen siendo viriles como siempre, "después de todo, son capaces de satisfacer a una mujer ansiosa de sexo". Desde un punto de vista positivo, la energía y el entusiasmo juvenil los vuelven a entusiasmar con sus proyectos y con la vida. Por algo existe la expresión "una inyección de juventud".
- Busca a la "mujer trofeo". Socialmente implica un gran triunfo para un hombre estar al lado de una más joven. Ante sus pares, lucen como auténticos "machos alfa".

Sexualmente, estas relaciones pueden ser muy satisfactorias, porque para el hombre un cuerpo joven tiene un inmenso atractivo. Con esto no quiero decir que para la sexualidad masculina el físico lo sea todo, pero ellos suelen ser más visuales que nosotras, y una piel tersa y curvas redondeadas y firmes incrementan su deseo. Nos guste o no, generalmente es así. Claro que para que una relación se consolide es vital que empiecen a jugar muchas otras cosas más importantes, algo que un buen par de *boobies* no compensa. Pero inicialmente son un gran y poderoso incentivo ante los ojos del varón.

Por su parte, para la mujer joven, estar con un hombre mayor puede ser muy beneficioso, porque él no está tan acelerado como los varones de su misma edad. Esto le permite a la mujer descubrir sus niveles de comodidad físicos, disfrutar de más juego previo —que es lo que muchas de nosotras reclamamos— y tener una pareja más consciente de las etapas de excitación de la mujer. Este hombre maduro (hablo de generalidades, por supuesto) no le brinca encima. Se toma el tiempo para besarla, acariciarla, mimarla... posiblemente le enseñe nuevas maneras de disfrutar, juegos eróticos, y eso es algo sumamente seductor.

A los hombres maduros —cuando de verdad lo son, y su edad es algo más que una simple acumulación de años— los percibimos como más experimentados. Ellos saben, nos enseñan, nos tocan donde nunca antes nos han acariciado, haciendo que descubramos lugares erógenos que ni siquiera habíamos imaginado que existían. Nos intrigan, son misteriosos, y por ende, nos excitan.

A primera vista, podemos creer que es el hombre quien padece más, por los cambios que atraviesa durante la andropausia. Sin embargo, para una mujer de 40 años puede ser una etapa difícil, ya que el comportamiento de su pareja puede resultarle desconcertante y doloroso si él ya no la busca como antes.

Para el varón suele ser vergonzoso admitir que tiene una dificultad sexual, como problemas de erección o falta de deseo, y en lugar de explicar qué es lo que realmente le pasa a menudo rechaza a la mujer. Ella, que está justo en su pico sexual, además de rechazada se sentirá sexualmente insatisfecha. Está en su mejor momento y no encuentra respuesta en su pareja.

Esta falta de sincronía sexual puede darse en cualquier pareja, pero obviamente se hace más evidente cuando el hombre es bastante mayor que la mujer. ¿Es el fin de la relación? Por supuesto que no. Aparte de hablar y comprenderse mutuamente, hay comportamientos en la cama que los van a ayudar a sortear las diferencias.

Aquí les doy algunas sugerencias:

- *La mujer debe asumir un papel más activo.* En lugar de esperar como siempre que él la busque y la penetre, ahora es ella quien tiene que "hacerle el juego previo" a él. Muchos besos, caricias, palabritas eróticas para ponerlo a tono.

- *Posturas activas para ella, más relajadas para él.* Él abajo y ella arriba es una muy buena opción, para que él no tenga toda la presión física de liderar los movimientos penetrativos.

- *Mastúrbate delante de él.* Pídele que te acompañe cuando te toques. Un hombre que sabe acariciar y besar puede darnos mucho más placer que un pene supererecto y enorme.

- *Sexo oral para los dos.* El sexo oral es maravilloso a toda edad y para todos. No es ninguna novedad que es uno de los favoritos de los hombres, así que es más probable que logres en él una mejor respuesta si le das un sexo oral de primera. Para ti es una alternativa increíble, porque es una manera casi segura de garantizar orgasmos.

*Cuando ellas son mayores*

Las mujeres mayores no cuentan con tanta comprensión social como los hombres. Sin embargo, en los últimos años las Samanthas de *Sex and the City* y los casos de mujeres famosas con jovencitos han desafiado este estereotipo, haciendo que empiece a cambiar esta mirada censuradora.

En los últimos años, las mujeres han experimentado una notable mejoría en su estatus laboral y financiero, lo que les ha dado más posibilidades de elección. Me explico: antes la necesidad de estar con un hombre que hiciera las veces de proveedor tenía una lógica económica, porque eran menos las mujeres que podían bastarse por sí mismas. Generalmente, estos varones con capacidad para mantener una familia eran mayores que nosotras, lo que limitaba el espectro de donde escoger. Había que descartar a todos los que no cumplían con los requisitos de ser capaces de cuidar de nosotras, estar mejor educados, con mejores trabajos y, por supuesto, con más dinero. Esto, en la actualidad, puede bastarle a una chica joven que está saliendo de la secundaria y busca a su príncipe azul, pero no a mujeres adultas que son autosuficientes.

Ahora la situación está cambiando y la mujer puede buscar pareja por otras muchas y buenas razones, que no están relacionadas con lo económico ni con el estatus social. Se abrió nuestro espectro de opciones y tenemos más autonomía y libertad para elegir.

Podemos atrevernos a buscar a nuestra persona favorita por la simple razón de que nos haga mejores personas y nos inspire desde otro lugar, no porque estemos buscando comodidad o un mejor pasar económico.

No obstante, la dupla mujer mayor/hombre menor sigue cargando con un estigma. Muchos no ven que son mujeres independientes, con el derecho y la oportunidad de hacer lo que realmente desean, y que eligen pareja con más libertad porque no buscan a un proveedor.

Pero estas parejas pueden funcionar y sí funcionan. Es el prejuicio social lo que realmente produce el problema. Muchas personas evitan estas relaciones por miedo a tener que enfrentar el prejuicio. Hay que pensar dos veces si estás preparado/a para defender tu elección ante la mirada de los demás. El miedo a ser juzgados es muy potente en muchos seres humanos. Afortunadamente, algunos logran trascender ese temor y escogen a sus parejas por sus propios impulsos y deseos.

Desafiando todas las creencias populares más arraigadas de que los hombres siempre las prefieren más jóvenes, se han realizado estudios que demuestran que las mujeres maduras ejercen una gran atracción entre los varones diez o más años menores que ellas. Seguridad en el plano emocional, estimulación intelectual, independencia, saber lo que quieren, relaciones equitativas y mayor experiencia de vida y sexual son potentes afrodisíacos para estos hombres.

El sexo también es una poderosísima razón que hace que estas relaciones entre mujeres mayores y hombres más jóvenes funcionen. Está demostrado que las mujeres alcanzan su pico sexual a los 35-40 años y ellos a los 18, lo que los vuelve especialmente compatibles sexualmente. Y la experiencia entre las sábanas es muy pero muy caliente.

No obstante, estas relaciones deben afrontar importantes retos. Además del temor al envejecimiento y a perder su atractivo, estas mujeres tienen otro problema. Una mujer que no ha tenido hijos y ya ha pasado los 35 años empieza a experimentar las fuertes presiones de su reloj biológico. A diferencia de ellos, que pueden reproducirse hasta pasados los 70, las mujeres tienen un límite muy marcado: la menopausia. Los avances en fertilización asistida hacen que hoy sean cotidianos los milagros de antaño, y que una mujer de más de 40 pueda ser madre. Pero es verdad que las presiones del reloj biológico pueden generar una crisis en la relación si él no se siente aún dispuesto a afrontar la paternidad.

## Variables del sexo para la pareja establecida

### *Tríos*

Uno de los juegos sexuales más *kinky*, seductores y picantes a la hora de impartir variedad a la vida sexual en pareja es el famoso *ménage à trois*, o trío. Si su nombre en francés no te seduce desde el vamos, el mero hecho de pensar en el placer de tener las atenciones eróticas de dos personas a la vez seguro ya empezó a hacerlo. Y es que siempre supimos que los tríos han sido una común fantasía para los hombres, pero hoy sabemos que también está entre las fantasías preferidas de las mujeres, y cada vez son más las parejas estables que se animan a invitar a un tercero a jugar en la intimidad.

La idea del trío resulta excitante en parte porque va en contra de la fuerte expectativa de monogamia sexual en una pareja estable o matrimoniada. Es, además, un gran tabú y como ya sabemos, lo prohibido suma mucho al erotismo. En parejas ya establecidas, el trío es una fantasía que permite salir de la rutina, romper con las limitaciones eróticas de la monogamia, y en algunos casos explorar/descubrir placeres bisexuales, aun cuando los participantes del mismo sexo no necesariamente se autodefinan como tales.

Como en todos los juegos que permiten incluir novedad a los encuentros sexuales en pareja, es muy importante medir las expectativas. Y sobre todo cuando se trata de juegos que salen de lo socialmente establecido como "aceptable" y que cuenta con un componente de fantasía tan elevado como el trío.

En el sexo, como en la vida, "siembra expectativas y cosecha desilusiones". ¡Es muy fácil que la fantasía supere a la realidad y que la experiencia no alcance el ideal de lo imaginado! En las fantasías uno está en perfecto control de lo que sucede, de lo que la gente dice, de cómo se reacciona, de cómo se piensa. En la vida real no es tan así, y con una tercera persona involucrada, mucho menos.

Por lo tanto, hay que tomar en consideración muchas cosas para que el trío pueda funcionar adecuadamente y, sobre todo, ¡fluir! Algunos de estos aspectos a tener en cuenta si estás dispuesto a aventurarte en un trío con tu pareja son:

- *Reglas.* Establecer con claridad las reglas. Cuando una pareja busca a un tercero o una tercera tienen que hablar, negociar, elegir, idear, imaginar en conjunto cómo cada cual quisiera que sea la experiencia, y sobre todo marcar con claridad las áreas de coincidencia y las de discrepancia. Y donde haya discrepancia recuerden que siempre debe ganar la comodidad de la persona más conservadora en el tema. No funciona para ninguno si alguna de las dos partes está o siente que puede llegar a estar incómoda.
  El consentimiento de todas las partes tiene que ser al 100%, empezando por la pareja que va a invitar a alguien a acompañarla en la cama. Por eso es muy importante que se tomen todo el tiempo necesario para tener esta conversación y explicitar sus reglas y los límites de su comodidad. En una segunda instancia la charla se debe dar también con el tercero o la tercera para negociar los mayores niveles de comodidad entre todos.

Puntos importantes a discutir y consensuar entre la pareja principal:

- Género. Los tríos pueden darse en distintas combinaciones: dos mujeres con un hombre, una mujer con dos hombres, tres mujeres, tres hombres. En los primeros dos modelos, tal como anticipé, el trío es un momento de potencial exploración bisexual, y es necesario que como pareja decidan a qué persona sienten que sería cómodo invitar a la cama. En nuestra cultura, la homofobia masculina es mucho más rampante que la femenina, por lo que algunos hombres rechazan la idea de compartir un trío con otro hombre ante la mera amenaza de que pueda darse algún roce con el invitado. Es algo que naturalmente podría pasar en una situación así por más que se delimiten las actividades y se establezca que, por ejemplo, los hombres no estarían interactuando entre sí sino que volcarían sus atenciones a la mujer con quien comparten. Entonces es fundamental aterrizar la fantasía y priorizar los propios niveles de comodidad.
- Conocido o desconocido. Aquí volvemos a privilegiar preferencias y niveles de comodidad personal. Algunas parejas sienten que es importante tener algún tipo de vínculo o conexión con el tercero, mientras que para otras es muy importante disfrutar estos juegos eróticos con personas completamente alejadas a su vida en otros aspectos. Discutan pros y contras, y lleguen a un consenso.
- ¿Y a la mañana? Una vez que se concreta el juego sexual, ¿qué pasa con el invitado? Como recomendación general, a menos que tengas una relación que esté su-

persólida, establecida y a la que no la aflijan inseguridades de ningún tipo, es preferible no pasar la noche con el tercero, que no se quede a dormir, que no haya desayuno al día siguiente. De este modo, se evita que alguna de las partes sienta una amenaza romántica que pueda generar incomodidad. De igual manera, como con todos los puntos anteriores, es algo que se debe consensuar previamente entre ambos.

- *Todos gozan.* Uno de los pilares de un buen trío es el disfrute equitativo de todas las partes. ¡Ninguna de las tres personas debe sentirse desplazada! Entre sus mayores atractivos está, justamente, el hecho de tener a dos personas (cuatro manos, dos lenguas...) volcando atenciones y expresando su deseo y lujuria sobre uno. Entonces, es importante mantener una actitud de juego inclusiva para que todos se involucren y se dé un nivel de participación equitativo entre las partes.

- *Celos.* Una de las principales razones para que se reaccione negativamente ante el trío es que a la mayoría de las personas no les gusta la idea de compartir a su pareja con nadie más. Tendemos a ser territoriales en términos de nuestras parejas, ¡y no acostumbramos a compartirlas! No importa cuántas veces lo hayas imaginado, en muchos casos es imposible anticipar con seguridad lo que se va a sentir en el momento de enfrentarse al beso o la caricia de otro con quien consideramos "nuestro".
  La idea de que nuestra pareja pueda sentirse atraída hacia otra persona puede hacer aflorar fuertes inseguridades. Una cosa es estar con alguien en el sentido estricto del

placer, y otra es que empiece a gustar el tercero, que se genere una atracción allí entre uno de los miembros de la pareja principal y el invitado al trío. No es una mala idea que en la conversación previa revisen si sienten que van a poder expresarse libremente en ese compartir sexual con un tercero, y si de hecho se animan a poner en riesgo la estabilidad del vínculo si los celos se convirtieran en un problema. Descifren hasta qué punto la fantasía funciona para ambos y en qué momento se puede volver una pesadilla. Y para evitar la pesadilla, dialoguen y negocien con mucha apertura y sinceridad.

- *Construcción de un contexto adecuado.* El trío no es algo para hacer a toda prisa. Resulta importante contextuar el encuentro y generar un ambiente adecuado para que sea excitante y llene las expectativas que inevitablemente vamos armando en nuestras fantasías.
  Recomiendo que vayan construyendo poco a poco algo de intimidad. Cuando se junten con la persona con la que van a hacer el trío no vayan directamente al grano, a la cama: estén un ratito juntos, tómense algo, disfruten, coqueteen, flirteen, asegúrense de aclarar cosas si hace falta, pero sobre todo, disfruten. Armen un contexto que les permita mostrarse sexies cómodamente.

- Una copa puede ser maravillosa para soltarse y ayudar a relajar en esa situación que puede ser tan intimidante. Pero ¡atención!, no más de una copita, no está bueno entrar en juegos de tríos muy alcoholizados porque es muy fácil perder el sentido de la responsabilidad. Cuando uno está muy bebido es difícil mantenerse diligente y estar realmente atento a temas importantes, como los acuerdos convenidos, la comodidad de la pareja, la protección y la seguridad.

- *¡Nunca dejen de comunicarse!* El intercambio entre la pareja principal y con el tercero o la tercera es muy importante, así que manténganlo en todo momento. Comuníquense todo: si se siente bien, si se siente mal, si es cómodo, si es incómodo, si quieren ponerse creativos. ¡No teman hablar! En un trío hay tantos temas a considerar que es muy importante que la comunicación sea fácil y fluida.

- Es recomendable que en la negociación previa sean lo más claros, específicos y sinceros posible. En esa instancia comuniquen sus expectativas previas al trío. No sólo deben definir las reglas de su juego, sino también cómo se imaginan que será la experiencia, cuáles son sus expectativas y cómo salen elegantemente de una situación incómoda.

- Recuerden que el consentimiento tiene que ser completo, absoluto y continuo. Puede que en la plática previa llegues a consentir entusiastamente algo y que al llegar el momento de vivirlo te lleves la gran sorpresa de no sentirte a gusto. En ese tipo de caso, por ejemplo, estaría muy bien decir "no voy a continuar con este juego porque no me siento a gusto", porque no es lo que querías y la idea nunca es pasarla mal.

- *Un condimento interesante: juguetes sexuales.* Los juguetes son una ayudita que suele ser muy bienvenida en cualquier tipo de interacción sexual, y en el trío no es la excepción.

Al contrario, ¡resultan sumamente divertidos! Además sirven en caso de que, de pronto, alguna de las personas no esté participando demasiado: puede usarlo para mantenerse interesado o interesada durante el juego sexual.

- *Respeto y cortesía.* Al final del trío es recomendable hacer un llamado, mandar un mensajito, o de alguna manera verificar que la experiencia haya sido positiva para todos.

Elegir hacer o no hacer un trío es algo que se tiene que decidir en pareja. En una relación a largo plazo, bien establecida, segura de sí misma, los beneficios del trío pueden ser variados y potentes: puede brindar una dimensión nueva e interesante a la vida sexual, traer variedad, intimidad y seguridad. Pero no hay que olvidar que los tríos pueden crear tensiones, inseguridades y celos. No me voy a cansar nunca de repetir que hay que hablar todo cuidadosa y abiertamente, pensar bien antes de actuar y de tomar una determinación final. Y considerar todas las aristas posibles, los celos, el respeto al límite. Ya saben, cuentas claras conservan amistades, amores y tríos exitosos.

### *Swingers*

A diferencia del trío, en el swinging juegan cuatro. En este caso, dos parejas se juntan para tener relaciones sexuales, y los modos en los que esto se puede dar son muy variados, desde un intercambio directo hasta la posibilidad de negociar que uno juegue con la otra pareja mientras que el otro simplemente observa, por ejemplo. Como con todos los juegos sexuales alternativos, muchas personas se hacen ideas erradas al respecto. Quienes practican el swinging no se definen por ello. No se es swinger las veinticuatro horas del día ni se vive sumergido en orgías eternas, sino que con cierta regularidad se disfruta de su inclusión en la práctica sexual de la pareja. Es decir, no es algo definitorio de la persona, y tampoco implica que las parejas que lo practican tengan una relación abierta ni que sean promiscuas.

El swinging es un término que funciona como una gran sombrilla para variados tipos de juego sexual cuyo factor común es que para participar hay que entrar en pareja. ¿Pero cómo iniciarse en estos juegos? ¿Dónde encontrar otras parejas con intereses similares a quienes seducir? Hay varias alternativas, y cada pareja se inclinará hacia su preferencia particular: algunas prefieren ir a una fiesta (ya lo veremos, pero sí, ¡hay fiestas swingers!), otras más tímidas o introvertidas quizás prefieren el anonimato inicial que provee internet, haciendo contacto con potenciales compañeros de juego por medio de websites especiales, pero sin la necesidad de hacer toda la primera parte de la selección y el flirteo en vivo y en directo.

Más allá de lograr conectar y seducir a una pareja con quien jugar, la sombrilla abarcativa de actividades puede incluir un "intercambio completo" *(complete swap)*, donde se tienen todo tipo relaciones sexuales —incluso penetrativas— con la otra pareja, sea frente a su compañero/a o por separado, o un "intercambio suave" *(soft swap)*, donde el límite preestablecido por la pareja está justamente en la penetración. Es decir, cuando se excluyen los juegos penetrativos, automáticamente se trata de un intercambio suave. Pero los detalles de qué implica ese intercambio suave pueden ser muuuuuy variados, por lo que es sumamente importante aclarar si el interés está en simplemente compartir entre sí frente a otra pareja, si se va a permitir que la otra pareja interactúe con besos y caricias, por ejemplo, pero con el sexo oral como límite... ¡o tal vez no! En fin, son muchas posibilidades, y necesitarán explicitar los límites particulares que ustedes le ponen al *soft swap*. Recuerden siempre que ante tanta variedad de gustos, preferencias, límites y parámetros resulta muy importante que la comunicación entre todos sea clara, directa y específica, sin dejar lugar a dudas.

La comunidad swinger suele organizar fiestas tipo "mixer", donde parejas swingers pueden conocer, interactuar, seducir, empatarse, negociar e iniciar su encuentro sexual. Estas fiestas suelen hacerse en lugares privados, con personas conocidas de otras fiestas y por referencia directa, que saben y entienden la dinámica, las reglas y el manejo social de las relaciones swingers. También existen muchas páginas web que permiten conectar a estas parejas. En los últimos años surgieron redes sociales que están directamente pensadas y dirigidas por swingers para swingers. En Estados Unidos hay una comunidad muy importante y páginas muy populares, como Kasidie.com o Swinglifestyle.com, por ejemplo. El surgimiento de estas herramientas pone en evidencia un hecho que ya no se puede negar, que es que estas prácticas son cada vez más habituales en parejas que cada vez se animan a más. Pero ¿qué implica que estés listo para explorar el swinging con tu pareja estable?

Como dije anteriormente, la pareja necesita tener muy buena comunicación, estar abierta a manifestar y a escuchar. Cada pareja debe ir acordando sus parámetros y decidiendo qué aspectos, qué posibilidades les generarían comodidad y con qué cosas podrían sentirse muy incómodos, hasta dónde están dispuestos a negociar y en qué punto aparecen las negativas rotundas. Tengan en cuenta que para construir un diálogo fluido en estos términos puede pasar tiempo, muuuucho tiempo. Es irreal creer que un día por fin se animan a hablarlo, al día siguiente consensúan y al tercer día ya están gozando de la experiencia swinger. No suele ser así. Cólmense de paciencia y no salteen pasos, que esta charla, este entendimiento puede llevar semanas, meses e incluso años para definir y acordar.

### *La negociación*

El tema de la negociación y el consentimiento es fundamental siempre. Sobre todo si vas a sumar a un tercero o a un cuarto. Antes de tener experiencias de sexo grupal es muy importante que la negociación haya sido específica y explícita.

Teniendo claro lo irreal de que un buen día, de buenas a primeras, le digas a tu pareja "qué genial sería hacer swinging", y él o ella te responda "sí, supergenial" y salgan a la calle, se topen con la pareja de sus sueños, que justo tiene ganas de intercambiar, y se entreguen a una noche de pasión y lujuria swinger, lo mejor es bajar tres cambios al entusiasmo inicial y ser deliberados en la construcción del contexto que realmente imaginan entre ambos para el encuentro, de manera que puedan relajarse, pasarla lindo y disfrutar. Las circunstancias de sexo grupal ofrecen tantas posibilidades y aristas que se salen de los términos "habituales" del sexo, y es particularmente necesario hablarlo todo para no generar incomodidades de ningún tipo.

Hay parejas que pueden estar años discutiendo esto, trabajando en la confianza, la comunicación, los sentimientos que pueden ir aflorando y que podrían hacer tambalear el vínculo. Así que recomiendo, sobre todo, darse el tiempo, y una vez que aparezca el interés, entender que la mera conversación ya ha activado la idea de la pareja swinger. Que han dado el primer paso.

Otro tema al que hay que prestar atención: éste es un juego en el que los dos funcionan como uno. No importa cuán excitada o envuelta en el momento estés, siempre deben estar atentos a los sentimientos del otro, identificar si aparece alguna incomodidad, poder comunicarlo y, en todo caso, poder frenar.

Y, como en toda ocasión donde se involucran sensibilidades ajenas, siempre cuídense de tener salidas elegantes ya pensadas en caso de que haya algo que no los convenza. Puede suceder, por ejemplo, que conozcan a una pareja interesada en intercambiar con ustedes y que tú quedes feliz con la persona que te tocaría, pero a tu pareja no le atraiga ni un poquitito la suya. Entonces piensen en escapes, maneras elegantes de declinar una oferta si alguno de los dos no está a gusto. Son cosas que pueden pasar y es importante no herir susceptibilidades en el camino.

Y bueno, digamos que pasaron un tiempo discutiéndolo, negociándolo, puliendo los pequeños detalles o las grandes diferencias. Digamos que ambos están de acuerdo y han decidido que quieren embarcarse en la aventura swinger. Aquí, algunas cosas que deben saber:

- *Cómo iniciar un encuentro swinger.* Los encuentros swingers a menudo arrancan como cualquier salida común: fuiste a una fiesta, empezaste a hablar con otra pareja, se tomaron un trago, están relajados y coquetean entre sí. Y es aquí donde la situación cobra un matiz particular: se entra en el terreno de la negociación y se establecen los límites exactos de comodidad y preferencias de todos los involucrados. Es por este motivo que insisto en lo importante de tener todo bien consensuado previamente con tu pareja, para no sumarle un paso más a esta instancia.

  Tanto en el caso de las fiestas como en el caso de los encuentros que se arreglan por internet, recomiendo que se tomen su tiempo. Como en cualquier situación humana en la que se está conociendo a alguien, tiene que haber una conexión. Dense el tiempo para coquetear, conocerse de a poquito, y ver si la onda fluye.

Una de las cosas más interesantes y seductoras de estas fiestas es que el ambiente suele ser muy relajado y los participantes suelen tener una actitud genial, donde no se ejercen presiones de ningún tipo. De hecho, ése es uno de los pilares más significativos de la comunidad swinger: no se hace nada que no se desee. Ningún coqueteo y ciertamente ningún roce se da si no hay consentimiento total de todas las partes. Eso hace que en un punto estas situaciones sean mucho más honestas, directas, abiertas y claras que cuando uno está haciendo un levante o acercamiento en un contexto tradicional.

- *Prejuicios.* La mayor parte de las parejas swingers mantienen su práctica en completo secreto porque su descubrimiento podría generarles conflictos y dificultades en su círculo social. Como mencioné en el inicio, el estilo de vida swinger choca con la idea tradicional y conservadora que mantiene nuestra sociedad respecto de la expectativa de la monogamia absoluta en una relación de pareja estable. Ante una práctica que asusta a muchos y se aleja tanto de algunos valores sociales establecidos, aparecen el miedo y los prejuicios. Muchos asumen que las parejas swingers son demasiado sueltas, promiscuas y que se acuestan con cualquiera. Y éste es un error tan típico como garrafal: ¡que sean swingers NO quiere decir que no tengan estándares! Otro error muy habitual es creer que las parejas swingers tienen una relación abierta. ¡Nada que ver! Más bien todo lo contrario: la condición necesaria es hacerlo de a dos. Los casos en los que sólo uno de los miembros participa de la actividad mientras el otro se va a dormir son excepcionales y nada comunes.

- *El rol preponderante de la mujer.* Por algunas características prototípicas de la mujer y por los modos sociales en los que se dan estas fiestas, somos nosotras las que solemos guiar, elegir, conducir los encuentros. Todavía existe una definición generalizada de que las mujeres somos más discretas, más suaves, no tan obvias ni tan agresivas en la manera de manejarnos socialmente. Como saben, siempre intento escapar a los lugares comunes, y hay casos en los que esto no es así, pero digamos que en general tiende a serlo.

  Asumiendo que los hombres frecuentemente manejan desde un lugar más cómodo y más desaprensivo el sexo casual, las mujeres son las que suelen tomar el liderazgo y las que marcan las pautas del ritmo y la velocidad con que se va armando el intercambio.

### *Diccionario swinger*

INTERCAMBIO COMPLETO/SUAVE

Se determina de acuerdo con la presencia/ausencia de penetración vaginal.

UNICORNIO

No es el cuadro más habitual, pero en el mundo swinger se conoce como "unicornio" a aquellas mujeres que, sin necesidad de que un hombre las acompañe, disfrutan de compartir con una pareja o en grupos y se pasean por las fiestas y encuentros de la comunidad swinger. Se las llama "unicornio" por lo poco habituales que resultan, y por ser un complemento escaso pero codiciado para los juegos y las fantasías de muchas parejas. No suele haber unicornios hombres.

BLIZZ

En este acuerdo, dos parejas heterosexuales negocian el acercamiento sexual de las mujeres, sea parcial o total, mientras que los hombres presencian pero no participan del juego sexual entre ellas.

FAKE SWINGERS

Parejas que van a las fiestas y encuentros swingers, que se muestran y coquetean pero que no buscan tener sexo, sino más bien jugar. Tienden a ser parejas más jovencitas y están más por mostrarse que por intercambiar y compartir.

### *Prácticas BDSM*

Antes que nada, ¿qué significa BDSM? Son siglas que en inglés corresponden a los términos *bondage, dominance* and *sadomasochism*. Es decir, "ataduras", "dominancia", "sumisión" y "sadomasoquismo".

Al igual que con los tríos o los swingers, esta práctica se engloba en lo que se denomina *kinky sex*, o sexo más subido de tono. A mí me gusta llamar "sexo vainilla" al sexo que, como la vainilla, es dulce y delicioso pero suavecito y más bien básico. Bueno, este tipo de prácticas serían el exacto opuesto al sexo vainilla. Acá estamos en los dominios de un sexo medio sucito, pero sucito en el mejor sentido de la palabra.

Las prácticas que caen dentro del BDSM a menudo tienen mala fama, sobre todo porque prevalecen el prejuicio, el desconocimiento y la mala información. Pero cuando uno lo mira y se da cuenta de que requiere pasar por cierto tipo de conversaciones, por altos grados de apertura, intimidad, comodidad y confianza, resulta más evidente ver cómo estas prácticas pueden sumarle mucho al vínculo de la pareja. Tal como lo aclaré con el tema de los swingers, el que una pareja decida practicar el BDSM no quiere decir que estén enfermos ni obsesionados, como presentan tantas películas, sino que simplemente disfrutan de contextuar sus juegos eróticos en el intercambio de poderes y la entrega delimitada y deliberada del sexo kinky en pareja, practicando sus juegos desde una variedad de intensidades y con la regularidad que cualquiera podría disfrutar de un encuentro sexual.

El denominador común de todas las prácticas BDSM es el juego de poder que se establece entre los participantes. A partir de ese núcleo común, las modalidades son varias y las veremos a continuación: ataduras, azotes, caricias, juegos de temperatura, fantasías extremas, dominados y sumisos. ¿A qué les recuerda todo esto?

Probablemente muchos de ustedes hayan visto la película o leído *Cincuenta sombras de Grey*. La ficción de E.L. James ayudó a cambiar drásticamente la percepción que la gente tenía sobre el sadomasoquismo dentro de una relación de pareja romántica. No sólo se empezó a hablar mucho y más abiertamente del tema —desde encuentros de amigas hasta mesas familiares— sino que además las ventas de juguetes BDSM aumentaron exponencialmente. Recuerdo que a poco más de un año de la publicación del libro, en 2012, grabé un programa en el Reino Unido sobre el tema y los productores locales habían buscado información sobre los índices de venta de los juguetes BDSM. Los resultados fueron increíbles: desde la salida del libro, las ventas se habían incrementado un 400%.

Así que definitivamente *Cincuenta sombras de Grey* convirtió un tema que era esencialmente tabú en una práctica casi corriente. Pero del mismo modo en que popularizó y despertó la curiosidad de mucha gente que antes ni se hubiera imaginado jugando con cuerdas, esposas o látigos, alimentó también muchos mitos falsos.

Por ejemplo, la creencia infundada de que las personas que practican el BDSM sufrieron abusos cuando eran niños, o que son personas que rehúyen los lazos de pareja. Nada de eso es cierto: una vez más, para poder practicar este tipo de sexo es muy necesario tener estabilidad emocional y una pareja consolidada para que la práctica funcione y fluya adecuadamente. Más aún, la mayoría de las personas que deciden aventurarse en el BDSM están en parejas estables que buscan vivir experiencias nuevas y condimentar la actividad sexual. Parejas a largo plazo que, una vez más, buscan evitar el tan temido aburrimiento que, como hemos visto, puede ser realmente letal.

Antes de entrar de lleno en el BDSM también me gustaría agregar que estas prácticas requieren de una presencia mental tan precisa y clara, que pueden tener un efecto similar al de la meditación o del yoga en el sentido de que te obligan a estar presente en cuerpo y espíritu, en el momento. Eso, sumado al nivel de la liberación orgásmica y hormonal que proporciona, hace de esta actividad algo muy beneficioso para nuestro bienestar.

Aun así, hay algunas cuestiones que considerar y conocer en profundidad antes de iniciar el juego BDSM. Revisemos algunas:

### JUEGO DE PODER

En todas las vertientes de esta actividad se establece un juego de poder, pero ¿quién es el amo y quién el sumiso? A primera vista uno creería que el que está atando o azotando es el que se encuentra en la posición dominante. Yo te ato, yo te azoto, soy el amo.

Pues no es tan así. Antes de iniciar las prácticas, y como en todos los casos de sexo alternativo que revisamos hasta aquí, es muy importante tener una charla previa en la que se establezcan los límites del juego. Y como uno no sabe a priori cuál es el umbral de su dolor físico, es importante que vayan explorando sensaciones de poquito a más. Como regla general siempre se recomienda comenzar desde lo más suave (lo más "vainillita", diríamos), y a medida que te vas sintiendo a gusto, se va sumando intensidad. No es lo mismo un golpe o azote con una mano que con un látigo, que con un cordón, que con un cepillo. Las variantes son casi infinitas, y así de infinitos los matices. Entonces yo les recomiendo que prueben, que ensayen, pero también que midan y tanteen.

Esta instancia de prueba, de conocimiento del propio cuerpo y de los propios límites hace que el que realmente esté en control de la situación sea el azotado. Porque ese participante es el que va a haber avisado sus propios límites y el que en última instancia va a determinar hasta dónde se avanza y dónde se frena. Esta inversión de los roles de dominancia resulta seductora para muchos. Y lo más interesante es que la confianza tiene que ser absoluta, y la entrega, total.

En este sentido, también se recomienda que cuando uno está por iniciarse en la práctica BDSM defina con claridad su palabra clave. Porque si están en la mitad del juego de roles y el "sumiso" pide que por favor se detenga la acción, es muy difícil determinar si ese pedido es parte del juego de roles, de la misma actuación, o si es un pedido real. Es más: les recomiendo que tengan dos palabras clave. Una que se interprete como un "no" definitivo y una que indique que la acción que se está llevando a cabo está bien, pero que debería ir un poco más liviana.

### SHIBARI

Existe una forma tradicional artística de bondage originada en Japón conocida como "shibari". La palabra "shibari" literalmente quiere decir "atar". Se utilizan cuerdas finas para crear intrincados patrones geométricos y distintas formas características de esta hermosa y sensual arte milenaria.

Los devotos del shibari disfrutan del intercambio de poder que se desarrolla a través del uso de cuerdas. Las cuerdas y los nudos shibari están estratégicamente posicionados para estimular distintos puntos de presión a través del cuerpo, casi como si tuvieras un masaje shiatsu ultraerótico y con juego de poderes incluido. La persona atada deriva su placer de la restricción, así como de las sensaciones de nudos y cuerdas atados fuertemente a través de sus senos o pecho, genitales y otras zonas erógenas deliberadamente estimuladas. En algunos casos, se puede sumar estimulación a la persona atada mediante flagelaciones o suspensión. El ritual erótico del shibari puede o no derivar en una relación sexual. Si bien es común, no es definitorio de su práctica.

Hace un par de años conduje un programa en Perú y se hizo una demostración de shibari en el set. Fue la primera vez que tuve contacto directo con la práctica y quedé, al igual que todos en la producción, maravillada con el nivel de experticia de los invitados, la entrega y la confianza entre sí, y el altísimo grado de ritualización del proceso. Un arte y un juego erótico extremo para muchos, excitante y conectivo para tantos otros.

SEXO SADOMASOQUISTA

En primera instancia, me parece importante aclarar que no todos los juegos sadomasoquistas tienen que ver con infligir o recibir dolor físico, contrariamente al estereotipo que en general asociamos con la práctica.

Sin embargo, sí es cierto que existen varias actividades del SM que se condimentan del dolor. Y sobre todo de los contrastes. Hay que tener en cuenta que el contexto hace que lo que en una instancia normal podría haber sido percibido como un intenso dolor físico se transforme en otra cosa, en una sensación deliciosa y placentera. La excitación sexual afecta la percepción del dolor en el ser humano, adormece los perceptores de dolor generando, en vez, intensidad en el placer. Créanme. Las personas que disfrutan del juego BDSM no la están pasando mal.

Vamos por partes. Se puede comenzar con un juego bastante sencillito. Podríamos, por ejemplo, privar uno de los sentidos y favorecer así el aumento de las demás sensaciones corporales. Digamos que vendamos nuestros ojos con algo suavecito, como un pañuelo de seda, o con unos amarres sencillos. El juego de sentirse inmovilizado, "a la merced" del otro aunque sea parcialmente, sumado a la expectativa que genera haber privado un sentido principal como lo es la vista y contar con el elemento sorpresa que proveen las caricias y los variados estímulos a todo el cuerpo, es sumamente íntimo y erótico.

Una vez que se sientan cómodos con estos primeros intentos, se puede empezar a combinar los juegos de ataduras con alguna práctica de golpes y azotes. Recuerden siempre comenzar con caricias más suaves hasta llegar a las más intensas.

Como les mencionaba antes, el juego de contrastes resulta supersexy. Se puede arrancar con palmadas, o algún azote más subido de tono, sobre las nalgas o cualquier zona más bien mullidita como los muslos, por ejemplo (eviten el área de los riñones, la espina dorsal y las partes del cuerpo menos carnosas), para inmediatamente después hacer alguna caricia muy leve, con la yema de los dedos o con una pluma. La dualidad entre el golpe y el mimo genera una intensidad en la experiencia que a su vez le suma mucho al lado erótico y mental.

Una vez que experimenten, que vayan descubriendo lo que les gusta, lo que les da placer, lo que los entusiasma y lo que los excita, pueden ir sumando distintos juguetes para potenciar sus encuentros. En la sección de juguetes sexuales encontrarán una lista BDSM que pueden ir añadiendo a sus prácticas. ¡Las posibilidades para el juego y el placer son tan variables como la imaginación de quienes lo disfrutan!

Claramente el juego es un factor muy importante en esta práctica. Yo siempre digo que el sexo, en general, es juego de adultos; sólo que en lugar de usar muñecas o soldaditos como herramientas tal como hacíamos cuando éramos niños, jugamos con nuestros cuerpos y con nuestra imaginación erótica. El juego ahora puede incluir matices de dominancia, sumisión, ataduras, sadismo y/o masoquismo erótico. Y como en cualquier otro, resulta sumamente importante conocer bien las reglas, entrar en el ambiente y hablar el idioma específico. Cuanto más logren sumergirse en ese código de fantasías y roles, más provecho y disfrute le podrán sacar a la experiencia.

## Infidelidades

### *¿Qué consideramos infidelidad?*

Tal vez muchos consideren que esta pregunta es innecesaria y pensarán: "Alessandra, infidelidad es cuando te meten los cuernos, ¿qué más?". Bueno, si por "meter los cuernos" entendemos "acto sexual", probablemente la mayoría esté de acuerdo en que se trata de infidelidad. Pero yo los invito a que realicen el siguiente ejercicio, para descubrir que hay otras cosas que consideramos "actos de infidelidad", aunque no las tengamos tan presentes. Al lado de cada frase les voy a pedir que pongan "Sí", si es algo que ustedes consideran una traición, o "No" si no entra en su concepto de infidelidad. Lo más importante de este ejercicio es que lo hagan los dos, tú y tu pareja; primero por separado, y luego que compartan los resultados. De manera que así ambos sepan dónde están parados, lo discutan y establezcan sus propios acuerdos y definiciones acerca de qué es ser infiel.

¡Empecemos! Consideras infidelidad...

- Intercambiar mails personales con un tercero.
- Pasar mucho tiempo con otra persona.
- Darle regalos a un tercero de manera individual (no son regalos de la pareja ni para la pareja) y no por compromiso.
- Coquetear en público.
- Coquetear cuando la pareja no está.
- Ocultar la existencia de una cuenta de mail.
- Negar que se está casado/a o en una relación.
- Quitarse el anillo matrimonial cuando no está contigo.
- Involucrarse emocionalmente con otra persona y contarle cosas que no comparte contigo.
- Besar a otra persona.
- Tener una amistad cercana y especial con un tercero.
- Sexo coital con otra persona.
- Sexo oral con otra persona.
- Sexo anal con otra persona.
- Chatear online romántica o sexualmente con otra persona.
- Ver pornografía online.
- Cualquier cosa que mi pareja no quiera que yo sepa y que involucre a un tercero.
- Otros... (Aquí agrega tú, si consideras que le falta algo a la lista).

¿Vieron que les dije que, además de contacto sexual, hay muuuchas otras cosas que podemos considerar infidelidades? Bueno, ahora tomen aire, relájense e intercambien notas con sus parejas. Hablen tranquilamente, por favor, y establezcan sus propios límites y reglas.

Shirley Glass, una terapeuta experta en infidelidad, sostiene que hay tres elementos que determinan si una relación es una infidelidad o no:

EL SECRETO

Esto supone que todo aquello que hacemos con un tercero del sexo opuesto y le ocultamos a nuestra pareja cuenta como infidelidad. ¿Por qué lo ocultamos? ¿Por qué pensamos que no le va a gustar o lo va a herir si se entera? Si tú estás involucrado/a en una situación así, y crees que tu pareja se va a sentir mal si llega a saberlo, tienes dos caminos: detienes inmediatamente lo que estás haciendo o le explicas a tu pareja que no hay razón para que se sienta mal, si estás seguro de que sea el caso.

INTIMIDAD EMOCIONAL

Cuando tenemos una mayor conexión emocional con un tercero que con nuestra propia pareja, no hay duda de que se trata de una relación amenazante. Muchas infidelidades comienzan de esta manera, sintiéndonos afectivamente más vinculados con el tercero, más cómodos e íntimos.

QUÍMICA SEXUAL

Hay personas con las que una sola mirada basta para sentir esa tensión sexual, que sólo la resistencia consciente evita que terminemos enredados en la cama. Es algo que puede suceder aunque el sexo con nuestras parejas sea muy bueno; simplemente pasa. Y si a eso le agregamos la atracción por lo prohibido, ¡pues la sensación es mucho más intensa! Hay un momento en el que conscientemente decidimos dejarnos llevar por esa pasión o darle la espalda. Y éste es un punto crucial, porque siempre sabemos cómo y cuándo comienza una infidelidad, pero jamás cómo termina.

*¿Por qué somos infieles?*

¡Qué tremenda pregunta! Poetas, filósofos, psicólogos, antropólogos, sociólogos y hasta neurólogos se han dado a la tarea de intentar darle una respuesta. Desde el punto de vista evolutivo, se suele explicar que los hombres están más predispuestos a la infidelidad porque ellos intentan dejar su semilla en la mayor cantidad de hembras posibles, para así transmitir su ADN; mientras que ellas una vez que quedan embarazadas no tienen necesidad de seguir buscando, ya que se han asegurado su descendencia. Con esta teoría también se intenta explicar que la mujer es menos proclive a tener *affaires*, ya que se queda en la cueva cuidando de la prole. Quizás esto nos permita entender el comportamiento de nuestros ancestros cavernícolas, pero ciertamente no parece una explicación muy convincente para los hombres y las mujeres del siglo XXI.

Entonces, ¿por qué somos infieles? Más allá de las respuestas evolutivas y biológicas, a continuación destaco las causas más comunes.

- *Para escapar de los problemas.* Una relación a largo plazo implica no sólo compartir la cama y la diversión, sino también las responsabilidades y obligaciones. Y cuando estas últimas se vuelven abrumadoras y el solo hecho de ver a nuestras parejas nos las recuerdan, pues elegimos la salida más fácil: ¡evadir! Por eso es tan frecuente que, en el caso de los hombres, la primera infidelidad se cometa cuando nace el primer hijo. Aunque no parece ser una buena solución, pues no sólo no resolvemos los problemas originales sino que estamos creando otro. Vivir en la infidelidad no es fácil, por lo menos para la mayoría de nosotros.

- *Por aburrimiento.* Cuando en la rutina, ya sea afectiva o sexual, no hay más que monotonía, no es de extrañar que en algún momento miremos hacia el costado, buscando la emoción que no tenemos en nuestras vidas diarias y con nuestras parejas. Un romance puede hacernos sentir por las nubes, recordar el aleteo de las mariposítas en el estómago, y sacarnos de nuestra realidad durante un tiempito. Pero si el aburrimiento "está en nosotros", no hay nadie más que nosotros mismos para sacarnos de esta abulia existencial. Debemos plantearnos por qué ya no hay más emociones en nuestra vida... No es buena idea responsabilizar a nuestra pareja por esta situación. Recuerden que nos aburrimos nosotros primero y es después que nos aburrimos de a dos. Para evitar esta situación, ¿qué tal si toda esa energía que estás poniendo en tu romance clandestino la pones primero en ti, buscando a esa persona entusiasta que alguna vez fuiste, y luego la vuelcas en tu pareja, tratando de imprimirle variedad y emoción a esa relación?

- *Porque estamos desencontrados sexualmente.* Ya sea por estrés, problemas emocionales, permanentes conflictos y peleas, porque nuestra pareja no nos mueve un pelo o porque nosotros no se lo movemos a él/ella, la cama es ahora el lugar donde sólo dormimos... y quién sabe, tal vez, ocasionalmente, cada tanto se produzca algún encuentro tímido, una pequeña llamita que nos hace recordar con nostalgia las épocas en que había incendios. Lo más probable es que aquí alguien se quede con ganas, seas tú o sea él/ella; y esta situación de alcoba es el proemio casi perfecto para que entre en escena "el tercero en discordia". Si están pasando por algo parecido, no puedes estar un día más sin hablar y empezar a trabajar duro para que vuelvan a conectarse afectiva y sexualmente.

- *Porque nos sentimos desatendidos.* "¿Cómo estás?", "¿cómo te sientes?", "¿quieres?", "¿te gusta así?". Tal vez en nuestra relación estas preguntas se han dejado de hacer o ya no esperamos la respuesta... Puede que nos sintamos desatendidos en lo afectivo o en lo sexual, o tal vez, que nos den "por sentado" y eso nos irrite y nos hiera. Entonces nos preguntamos: "¿Por qué estás tan seguro de que pase lo que pase yo siempre voy a estar aquí a tu disposición, sin esperar un mínimo gesto de tu parte?". Cuando llegamos a este punto y no lo hemos hablado con nuestras parejas, puede pasar alguien a quien sí parezca importarle cómo estamos y qué queremos. No es muy difícil predecir cómo sigue la historia.

- *Ya no nos sentimos compatibles.* Aunque hayamos y nos hayan escogido por las mejores razones, puede suceder que llegue un punto en la relación en que nuestros caminos parecen separarse. Hace siete, diez, quince años éramos la persona perfecta, el uno para el otro, y hoy encontramos que no nos volveríamos a elegir. Tú cambiaste, él cambió. En este caso, hay que pensar cuáles son las cosas que aún nos unen y qué importancia tienen para nosotros. Es cuestión de poner en una balanza los pros y los contras. Ya sabrás qué ubicas de cada lado y qué tiene más peso para ti.

- *Nos enamoramos de otro sin darnos cuenta...* Mira Kirshenbaum, autora del libro *When Good People Have Affairs* (*Cuando la gente buena es infiel*), sostiene que nadie que sea perfectamente feliz en su relación busca otra. Alguna insatisfacción hay. Tal vez no planearon ser infieles, pero ocurrió... Ella pone un ejemplo que me encanta. Dice: "Es como si uno anduviera con un vaso de vino vacío en la mano y de pronto conociera a alguien con una botella llena". Y claro, queremos una probadita. Así, sin darnos cuenta, damos comienzo a la otra relación. Lo importante en estos casos es atrevernos a admitir que no todo está bien e intentar llenar ese vaso con la pareja que tenemos al lado. Shirley Glass dice que en las infidelidades la gente construye muros y ventanas. Un muro con su propia pareja y una ventana por la cual el tercero en cuestión puede ver qué sucede del otro lado. ¿Qué tal si invertimos la ecuación? Construye una ventana para ver qué sucede con tu pareja, y levanta un muro a las posibles infidelidades.

- *Para evitar el divorcio.* No son pocas las parejas cuyas relaciones se vuelven insostenibles, pero a las que una ruptura se les hace impensable, ya sea por razones sociales, porque tienen hijos, o porque consideran que un divorcio es un fracaso personal. Una infidelidad parece que viene a resolver esta situación... Nos permite seguir fingiendo que todo está perfecto, y creemos que si hacemos las cosas bien, pues nadie saldrá lastimado. No importa cuántas veces y con cuánta intensidad te repitas esto, debes saber que de una infidelidad es muy difícil que nadie salga herido: tu pareja, aunque no lo sepa, sentirá que hay una ausencia de tu parte; tú estarás viviendo en una permanente mentira; y tu amante... bueno, seguramente no la pasará de lo mejor. Una vez más, evalúa tus prioridades y qué tipo de vida eliges vivir.

- *Para sostener a nuestra actual pareja.* Algunas personas son infieles porque es de la única manera en que pueden sostener sus relaciones principales. Están sexualmente aburridos o insatisfechos, y encuentran emoción en un tercero. Después de estar con sus amantes, vuelven a casa con una enorme sonrisa dibujada en sus rostros, son más amables con sus parejas, más cariñosos, discuten muchísimo menos, y todos vivimos la ficción de que "ahora estamos mejor que nunca". Son esos matrimonios soportados por tres en lugar de dos. Esto conlleva un enorme riesgo, aunque en ocasiones es la "complicidad" del cónyuge traicionado la que mantiene esta situación.

- *Para aumentar nuestro ego.* Si estamos atravesando una etapa en la que nuestra autoestima está en su punto más bajo o tenemos una personalidad bastante egocéntrica, nada nos será más gratificante como que alguien nos diga: "Luces estupenda, eres encantadora y sumamente sexy". Esto puede reafirmarte inicialmente, pero convengamos que satisfacer tu ego puede costarte muy caro, ya que estás poniendo en riesgo una relación que de verdad te importa.

- *Debido a la crisis de la mediana edad.* Se compró un auto deportivo, pasa horas en el gimnasio, se viste como un muchachito... ¿conocen el personaje? Sí, generalmente es hombre, empezó a cubrirse las canitas y está pasando los cuarenta años... Y sobre todo, necesita saber que aún está en carrera. Un *affaire* lo hace sentirse joven y deseable otra vez. Pero es una terapia un poco peligrosa para superar la crisis de la mediana edad. Chicos (y chicas, porque algunas también la padecemos): mejor hagámonos fans de algún deporte de aventuras si es riesgo lo que andamos buscando... Comprar el auto deportivo también parece ser una mejor opción.

- *Por venganza.* "Si él lo hizo, yo lo hago"... "Entonces, si ella lo hizo, lo hago yo otra vez". En menuda bola de nieve nos estamos metiendo. Personalmente, no creo que nadie se sienta realmente bien teniendo un amante para vengarse de su pareja. No creo en la venganza como una herramienta que permita sanar heridas o mejorar la percepción que tenemos de nosotros mismos. Sólo es una manera de seguir haciéndonos daño.

- *Por adicción sexual.* No es mi intención tratar aquí esta problemática, pero es cierto que se trata de una patología cada vez más aceptada como tal, aunque se confunde con la simple infidelidad. Son personas que —tal como ocurre con cualquier otra adicción— tienen un comportamiento descontrolado, absolutamente compulsivo. El adicto al sexo tiene relaciones con muchas personas sin que lo vincule ningún lazo emocional, y exponiéndose a situaciones de riesgo, poniendo en peligro su relación, su trabajo y hasta su vida. Una vez me tocó entrevistar a un adicto en recuperación, que me dijo: "El adicto al sexo es adicto a evitarse; es decir, no nos gusta vivir en la realidad: vivimos en un mundo de fantasía. Quiere decir que tratamos por todos los medios de escapar a todo aquello que signifique un contacto emocional. En mi caso en particular, cuando empecé a desarrollar la adicción, me alejaba emocionalmente de mi pareja. En lo laboral, perdí trabajos por ver pornografía, por acostarme con empleadas o por acosar sexualmente a otras mujeres que no buscaban una relación conmigo. El problema con los adictos es que piensan que todas las mujeres que se les acercan quieren acostarse con ellos". La adicción al sexo debe tratarse como una enfermedad, haciendo terapia. Si tú o tu pareja creen padecer este problema, no dejen de buscar ayuda, porque, como me dijo en aquella oportunidad este hombre: "Dejar la conducta sexual compulsiva no es como dejar el alcohol o dejar las drogas. Es mucho más complicado, porque nosotros cargamos una mente y un pene o vagina con nosotros, lo llevamos a todas partes".

*¿Quiénes son más infieles? ¿Hombres o mujeres?*

La creencia popular de que la infidelidad es más frecuente en los hombres que en las mujeres es desmentida por la mayoría de los estudios, que no muestran significativas diferencias entre ambos (23% y 19% respectivamente).

La sexóloga Shirley Glass nos ofrece un dato que es bastante llamativo. Dice que los hombres en relaciones a largo plazo que son infieles tienen una alta satisfacción sexual con sus parejas principales; mientras que las mujeres que se lanzan a los brazos de otro son las que menor satisfacción sexual encuentran en sus relaciones estables. Lo que significa que un hombre no es necesariamente infiel porque "en casa no le dan lo que necesita", como decían nuestras abuelas; pero las mujeres sí.

Hay un libro llamado *Aversión y atracción en el matrimonio*, escrito por Theodoor Hendrik van de Velde, un reconocido ginecólogo holandés, que allá por el año 1936 daba una explicación similar: "La mujer no satisfecha en su vida matrimonial [...] siente por instinto propio [...] que su marido, por ignorancia o egoísmo, es el único culpable de que no pueda ni haya podido gozar jamás en el tálamo de aquella plena satisfacción que le es necesaria. Cuando, en tales casos, la mujer consulta con otro hombre que sepa brindarle cuanto su impulso exige, entonces odiará a su esposo forzosamente, ya que tendrá la prueba fehaciente de que con el compañero apropiado puede, efectivamente, gozar la dicha plena de sus contactos amorosos". Este doctor ponía especial énfasis en que las mujeres insatisfechas se lanzaban a la infidelidad porque por culpa de sus esposos no alcanzaban orgasmos. Bueno, una parte es cierta (que la insatisfacción sexual predispone a la infidelidad) y otra es una creencia falsa que ya hemos desmentido: ¡los orgasmos son nuestra responsabilidad, y de nadie más!

Van de Velde daba una solución a este problema sexual, a la que no adhiero, pero la recalco porque en pleno siglo XXI sigue en la mente de muchas mujeres. ¿Qué decía el ginecólogo holandés? "Lo más ventajoso para semejante matrimonio es que la mujer, sexualmente no satisfecha, tenga hijos y que logre transformar sus sentimientos sexuales aumentando su amor maternal [...], lo que por fortuna ocurre con bastante frecuencia". En esto último tenía razón: son muchas las mujeres que, muy lejos de trabajar sus vidas sexuales, siguen consejos del siglo pasado y tratan de compensar esta carencia en la maternidad. ¡Pésima idea!

# Vejez

En el medio de la celebración de su cumpleaños número 45, una gran amiga me apartó del grupo y me llevó a la cocina de su casa. Lucía muy seria, y cuando se aseguró de que estábamos solas me dijo: "Alessa, tengo mucho miedo, tengo que preguntarte algo". Debo confesar que me alarmó, porque se la veía realmente asustada. Esperando lo peor, me quedé callada, pensando en qué iría a decirme. "Hoy cumplo 45 años, y como sabes mi esposo ya tiene 47... No somos tan jóvenes ya". "Sí, hoy tienes un año más que ayer", le contesté forzando una sonrisa, en un intento de relajarla un poco. "Pero, dime, ¿qué es lo que te asusta?". Muy seria y hasta solemnemente me dijo: "Mi vida sexual". Le pregunté entonces qué estaba pasando en su pareja, si algo andaba mal, a lo que ella me contestó: "No, todo está de maravillas. El problema es que, ahora que nos estamos volviendo más grandes, me preocupa y mucho que deje de ser así".

A medida que nos acercamos a la década de los 50, se acrecientan los fantasmas de estar llegando al final de nuestra vida sexual y ¡no hay nada más falso que eso! Con mucha frecuencia, sucumbimos ante ideas absurdas que dicen que a cierta edad tenemos que colgar los guantes... que ya está, que el disfrute sexual es un placer reservado para los más jóvenes.

Freud, por ejemplo, era uno de los que pensaban que la sexualidad femenina se terminaba con la llegada de la menopausia. Pero hoy sabemos que hay evidencia que sugiere exactamente lo opuesto. De hecho, muchas mujeres adultas (y me refiero a mujeres de 70 años y más) no sólo siguen disfrutando de sus orgasmos, sino que algunas los descubren ya pasados los 40 o los 50. Algunos hombres, por su parte, por primera vez en sus vidas empiezan a disfrutar de un sexo de calidad y no de cantidad, y no pueden creer de lo que se perdieron durante años, cuando el juego previo, las caricias y el profundo cariño no estaban en su menú, porque que se sentían demasiado presionados por demostrar cuán machos eran con impresionantes erecciones instantáneas.

Estamos en constante evolución. Así como en la pubertad fuimos testigos de evidentes cambios en nuestros cuerpos, ahora que somos adultos debemos prepararnos positivamente para los que están por llegar, sabiendo que vivir una adultez candente no depende de la edad, sino de nuestra actitud y de cuánto deseemos en verdad mantenernos activos y satisfechos sexualmente.

Si tú te lo permites, esta etapa puede ser maravillosa. Inspirémonos en la poetisa victoriana Elizabeth Barret Browning, cuando a los 40 años le escribió una carta a su esposo: "Envejece conmigo... lo mejor está por venir".

## Beneficios del sexo

El sexo tiene infinitos beneficios que alcanzan todas las etapas del desarrollo del ser humano. Sabemos que hace bien a la salud emocional, mental, psicológica y física. Pero como si eso no fuera suficiente, también ayuda a no envejecer tan fácilmente. Un estudio que se hizo en el Royal Edinburgh Hospital, en Escocia, encontró que las personas de edad avanzada que tenían relaciones sexuales tres veces por semana o más aparentaban tener entre cinco y siete años menos que su edad cronológica. La más natural y deliciosa fuente de juventud. ¡Nada mal!

Algo que siempre me ha parecido fascinante y maravilloso respecto de la sexualidad humana es el hecho de que, mientras estemos vivos, de una manera u otra siempre tenemos la posibilidad de disfrutarla mediante nuestros cuerpos y nuestro erotismo. ¡Nuestro disfrute sexual no tiene fecha de expiración! ¡Vamos a poder ser bieeeeeen viejitos y todavía experimentar la ricura de un orgasmo! Me superentusiasma.

Podría parecer que mi gran revelación es una obviedad, pero para mucha gente no lo es. Por desgracia, solemos tener una expectativa opaca y poco divertida en cuanto al prospecto de lo que será nuestra vida sexual en edades avanzadas.

En esta época tan marcada por la idea del bienestar, del sentirnos saludables y conformes con nuestros cuerpos, cuando se les presta tanta atención a aquellas prácticas que nos ayudan a centrarnos y relajarnos (como el yoga), el sexo debería ser considerado una opción ideal. Debería. Y sin embargo, a menudo autoimponemos barreras porque "quizás a esta edad ya no debería practicarlo", o porque "qué voy a hacer con este cuerpo todo caído", pero ¡todo lo contrario! Que nos otorguemos el permiso de seguir disfrutando nos va a dar la oportunidad de vivir una sexualidad plena que incluso puede superar no sólo nuestras expectativas sino nuestras experiencias previas.

Un tema que cobra dramatismo en estas etapas y que está asociado a la expresión sexual es la desnudez. Para muchas personas maduras y envejecientes, particularmente si están volviendo al ruedo, se entra en una espiral de autodrama porque la imagen frente al espejo no es como cuando se tenían 25 años, porque todo está bastante más caído y menos firme, porque que si las estrías y la celulitis y el rollito y la papada y los muslos y las arrugas... nuestra lista pareciera interminable. Ellos, por su parte, se estresan porque se les cae el pelo, porque tienden a engordar de panza, empiezan a tener dificultades con sus erecciones y el saco escrotal pareciera estirárseles casi hasta las rodillas. Y sí, pasa. Envejecemos y nuestros cuerpos cambian, como en su momento lo hicieron durante la pubertad. Y de la misma manera, es importantísimo amigarnos con nuestro nuevo cuerpo y sus bondades, y entender que el cambio NO es malo, es simplemente distinto.

Te invito a cultivar tu autoseguridad; a que honres y agradezcas las delicias eróticas que a través de tu imaginación y tu cuerpo eres capaz de experimentar y que enfoques en lo importante: AMAR y VIVIR. Con respecto a la desnudez, anímense a mostrarse en todo su esplendor y dense cuenta de que no hay NADA más sexy que una persona segura de sí misma.

El beneficio de la autoseguridad con la imagen corporal está más bien relacionado a nuestra salud emocional y psicológica. Pero de una manera u otra, lo cierto es que las bondades que nos otorga el sexo en el transcurso de la vida son múltiples y variadas. Aquí te comento algunas otras:

- *Capacidad de memoria y concentración.* Durante el sexo, no sólo los genitales tienen un incremento en la irrigación sanguínea, sino que el cerebro también recibe mayor flujo de oxígeno, lo que garantiza que los nutrientes lleguen mejor a todas partes de ese órgano central y se incremente la capacidad cerebral. Además, la vida sexual contribuye a la neurogénesis, que es el nacimiento de nuevas neuronas y el crecimiento de células en el hipocampo, la región del cerebro que se asocia con la memoria a largo plazo.

Por todos estos motivos, se ha encontrado que aquellas personas mayores que tienen sexo más a menudo tienen mejor capacidad de memoria y de concentración. Hoy en día se está investigando la relación entre la función orgásmica y la actividad sexual, y la posibilidad del retraso en la pérdida de memoria y los trastornos como el Alzheimer y otros tipos de demencia.

Particularmente en el caso de las mujeres, esta actividad también funciona como analgésico natural. Así que, ahora que conoces el remedio, ¡ya no te puedes quejar de las jaquecas!

- *Antidepresivo natural.* Durante el sexo y específicamente luego del orgasmo, como consecuencia de la relajación física se liberan endorfinas. Estas sustancias ayudan al bienestar y esa sensación funciona como un antidepresivo natural.

- *Un mimo a la autoestima.* Sabemos que, desde el lugar afectivo y emocional, la actividad sexual regular aumenta la autoestima de las personas. La práctica masturbatoria libera las mismas endorfinas que el sexo y permite que se activen las mismas partes, pero si se le suma una pareja, el vínculo se ve fortalecido. Está comprobado que las parejas que intiman se llevan mejor, se enaltece el juego de la seducción, la complicidad, y además también ayuda a que luzcan más joviales y enérgicos.

- *Desestresante y regulador de enfermedades cardiovasculares.* Aunque existe el miedo popularizado de sufrir un ataque cardiovascular en una edad adulta como resultado de la actividad sexual, las investigaciones realizadas en esta materia sugieren lo contrario. El sexo regular puede ayudar incluso a reducir los riesgos de un ataque al corazón. Por ejemplo, una investigación de la Universidad de Queens, en Nueva York, encontró que el sexo regular puede reducir a la mitad el riesgo de un ataque al corazón o de un derrame cerebral.

Se sabe que el sexo ayuda a fortalecer el sistema inmunológico y a ejercitar el cardiovascular. Todo esto contribuye al control de las tensiones y el manejo del estrés. Ayuda a ordenar la cabeza, mantenerla fresca y aplacar los estados de ánimo. No es casual que haya tantos chistes sobre el poco sexo que tienen las personas con cara amargada. ¡Porque el sexo realmente nos pone de buen humor!

En la madurez y hasta la vejez, ya en los años de la llamada tercera edad (a partir de los 65), encontramos etapas de vida que, por muchos motivos, resultan ideales para disfrutar del buen sexo. Es un momento en el que muchas condiciones de nuestro contexto han ido cambiando y que, en buena medida, facilitan la actividad sexual.

El síndrome del nido vacío, ése que sienten los padres cuando los hijos se independizan y ya no viven en casa, y la imposibilidad de un embarazo que nos regala la menopausia son dos factores que fomentan la espontaneidad y potencian mucho los encuentros y el placer.

A medida que los años pasan, nos establecemos mejor y solemos estar más desarrollados en nuestras situaciones profesionales y financieras, lo que permite que el estrés y la ansiedad diarios bajen notablemente. Todos estos factores nos dejan más tiempo para compartir en pareja y tener momentos de delicioso encuentro. Y aunque pueda sonar contraintuitivo, éste es también uno de los motivos por los que los millennials tienen menos sexo que los integrantes de la generación X e incluso los baby boomers, porque están tan atentos a la conformación de la familia, al establecimiento profesional, a cuestiones de estabilidad externas que les queda menos tiempo para el placer sexual.

Y yendo un paso más lejos a favor del sexo en edades avanzadas: no sólo se encontró que los integrantes de la generación X y los baby boomers tienen más frecuencia sexual que los millennials, sino que el orgasmo femenino es mejor en las dos primeras generaciones. La investigadora Debby Herbenick, educadora del Instituto Kinsey para la Sexualidad en los Estados Unidos, encontró en un estudio que el 61% de las mujeres entre los 18 y los 24 llegó a su orgasmo la última vez que tuvo una relación sexual, las que están en sus treinta y pico lo consiguen en un 65%, pero las de 40, 50 y en adelante hasta en un 70%. Así que se ve evidenciado que con la edad, la práctica y la experiencia también empiezan a aumentar incluso la respuesta orgásmica y el placer. Podemos afirmar entonces que el nivel de satisfacción es mejor con los años.

En la misma línea de investigación, que permite demostrar que la actividad sexual no se acaba nunca, una encuesta del Instituto Kinsey señala que hay un 78% de mujeres de entre 40 y 50 años que se han masturbado a lo largo de toda su vida y lo siguen haciendo; y el 77,2% de las que tienen entre 50 y 60 años, también.

Un concepto fundamental que ninguna mujer en esta etapa debería olvidar ni dejar de lado es el del autoplacer. Es muy importante que lo mantengamos vivo. No sólo en términos de masturbación sino de actividad sexual en general. El placer es bueno para la salud física, mental y emocional. Me parece importante que empecemos a encarar el sexo hacia donde naturalmente la edad y la experiencia lo llevan: a dejar de ser tan falocéntrico (cuando el enfoque —en este caso sexual— gira en torno al "falo", al pene, en referencia a lo masculino), a volcarse más hacia el disfrute de todas nuestras zonas erógenas, y a no estar tan pendientes de la meta orgásmica. ¿Mis recomendaciones? Tómenlo con calma, suavecito, respetando el nuevo ritmo y los nuevos retos, y siempre —por supuesto— gozando de lo lindo.

## La menopausia

Acerca de la menopausia cada mujer tiene su propia historia que contar. No todas la viven de la misma manera, ni con la misma actitud.

La menopausia es el período en el que se termina la fase reproductiva de la mujer. Se dice que oficialmente entras en esta etapa cuando pasan doce meses sin que te venga la regla. La edad promedio en la que las mujeres experimentan la llegada de la menopausia es 51 años, pero ésta puede comenzar incluso a partir de los 40. Puede suceder que aquellas mujeres que tuvieron su primera menstruación más temprano tengan una menopausia un poco más temprana. La menstruación se detiene porque con el tiempo los ovarios pierden, de manera gradual, su capacidad de producir estrógeno y progesterona, que son las hormonas que regulan el ciclo menstrual.

### *¿Cómo afecta la menopausia el deseo sexual?*

Desde siempre se ha sostenido que con la menopausia la mujer pierde automáticamente su interés sexual. Y el hecho, como ya se los vengo diciendo, es que esa creencia es un mito. Hay muchos factores relacionados con esta etapa que pueden ocasionar problemas, pero eso no indica que sea el final de nuestra sexualidad.

Como vimos, hay síntomas psicológicos y físicos. Por ejemplo, si estás deprimida y te prescriben medicamentos para tratarte, los efectos secundarios de esa misma medicina que tomas para la depresión pueden ser la causa de tu falta de deseo. Es muy importante que le preguntes al médico si ése es uno de los efectos que produce la droga que te prescribe. Si estás cansada porque duermes mal, también es posible que no te sientas taaan entusiasmada de estar con tu pareja. Y ni hablar si la penetración se te hace dolorosa porque padeces de sequedad vaginal y no usas ningún tipo de lubricante.

No sólo la disminución en el estrógeno puede generar una disminución en el deseo. Las mujeres, por si no lo sabías, también producimos testosterona como los hombres, no en el mismo nivel que ellos, pero es esta hormona la que se halla más asociada al deseo sexual. Y nuestra cantidad de testosterona ahora también declina con la edad.

Pareciera que me estoy contradiciendo, ¿no? Porque les acabo de decir que la disminución en el interés sexual es un mito y, por otro lado, les menciono las causas fisiológicas asociadas con la baja en el apetito sexual. ¿En qué quedamos, entonces? En que la disminución del apetito sexual se relaciona más con una combinación de factores fisiológicos y psicológicos que con una determinación puramente biológica.

Hay mujeres que experimentan con menos intensidad los síntomas de la menopausia, pero a las que el solo hecho de haber entrado en ella las deprime y se sienten fatal. Lógicamente, su apetito sexual se verá disminuido.

Por otro lado, hay quienes viven los síntomas con mayor intensidad pero ponen el énfasis en las ventajas que ahora tienen. De hecho, muchas mujeres posmenopáusicas reportan un incremento en su deseo sexual, porque disminuye su ansiedad asociada a los embarazos no deseados y a la crianza de niños pequeños, por lo cual se pueden relajar más y disfrutar de la intimidad con sus parejas.

No me malinterpreten, no quiero decir que la menopausia sea fácil y que si te sientes fatal es por tu culpa. Esta fase implica sortear muchos retos, todo está alborotado en nuestros cuerpos. Así como la pubertad fue una etapa durísima con tantos cambios hormonales, la menopausia también lo es. Pero ¡pasa! Lo más conveniente, entonces, es atravesar este momento con información, atención médica y la mejor predisposición anímica, para que no pongas a dormir a esa mujer sexy y deseosa que hay en ti. Queremos bellas durmientes despiertas, muy despiertas, para que sigan disfrutando del presente y de lo que está por venir.

*Consejitos para una menopausia llena de deseo*

- Usa lubricante vaginal durante la penetración.
- Hazte el hábito de humectar tu vagina a diario.
- Dale mucho tiempo al juego previo, para que te lubriques y excites más.
- Pídele a tu pareja que sus caricias y toques sean más intensos.
- Mastúrbate con frecuencia para mantener la circulación sanguínea irrigando tu área genital. Generarás más deseo y ayudarás a que tus orgasmos sean intensos.
- Haz tus ejercicios de Kegel con regularidad.
- Consulta a tu ginecólogo para que te ofrezca el tratamiento más adecuado.

## ¿Y sobre ellos qué? Hablemos de andropausia

Por más difícil que sea, las mujeres estamos preparadas para hablar de la menopausia y sabemos que es un ciclo natural que más tarde o más temprano va a suceder. En cambio, la palabra "andropausia" suena a insulto a los oídos masculinos. Tanto que muchos no sólo evitan tocar el tema, sino que niegan su existencia aun cuando están padeciendo alguno de sus síntomas y, por lo tanto, no procuran ayuda.

Tal vez lo que les facilita meter la cabeza en la tierra como el avestruz es que ellos, a diferencia de nosotras, pueden ser fértiles y reproducirse durante prácticamente toda la vida. La producción de espermatozoides sigue vigente, aunque en ocasiones se haga más difícil lograr que salgan.

¿Qué es la andropausia? Para darle una definición sencilla, diremos que aparece cuando los testículos producen un menor nivel de testosterona, consecuencia del envejecimiento normal del varón. Si bien la Organización Mundial de la Salud todavía no lo reconoce como un problema diagnosticable como la menopausia, la Asociación Médica Norteamericana sí. La andropausia es un tema polémico, tanto en su definición como en sus diferentes tratamientos. Pero más allá del debate médico, lo cierto es que a determinada edad los hombres sienten los efectos de una disminución en sus funciones fisiológicas, entre ellas, la sexual.

Los andrólogos y sexólogos señalan que puede presentarse a cualquier edad a partir de los 40 años, cuando la producción de testosterona desciende un 1,2% por año.

A esta condición también se la llama "síndrome del hombre gruñón" o de irritabilidad masculina. ¿Quién no ha conocido a algún hombre de más de 40 que de tener un carácter dócil y cariñoso pasa paulatinamente a volverse protestón por cualquier cosa, irritable y con ataques de cólera? Pero el malhumor, por sí solo, no es un síntoma de que se está entrando en la andropausia. Veamos cuáles son esas señales y cómo pueden afectar la sexualidad del hombre y de la pareja.

*Síntomas de la andropausia*

- Cambio de actitud y estado de ánimo.
- Insomnio.
- Nerviosismo.
- Sofocones similares a los de la menopausia.
- Pérdida de energía.
- Menor masa muscular.
- Aumento de peso.
- Pérdida del cabello.
- Problemas urinarios.
- Fatiga.
- Osteoporosis.
- Disminución del deseo sexual.
- Reducción de la frecuencia sexual.
- Dificultad eréctil.
- Más tiempo para tener una segunda erección.
- Reducción o ausencia de erecciones matinales.
- Menor intensidad orgásmica.
- Reducción del volumen eyaculatorio.

No todos los varones van a experimentar estos síntomas, pero de todos, sin lugar a dudas, la dificultad eréctil es lo que más los va a alarmar. Afecta a uno de cada cuatro hombres a partir de los 45 años y a la mitad de los hombres de más de 75 años. Éste es el momento en que algunos muchachones que nunca fueron infieles empiezan a tener amantes ocasionales o a pagar por sexo, porque les da mucho miedo que su pareja piense: "Uy, se está poniendo viejo"; y como no quieren exponerse, buscan a una extraña porque se les hace más fácil: si no tienen un buen desempeño, no tienen por qué volver a verle la cara.

Y sí, se están volviendo mayores, pero eso no implica para nada que no puedan compartir esta etapa con la compañera que han elegido a largo plazo, con la que se aman, se conocen y han superado verdaderos desafíos. Éste es un reto más, que si lo saben llevar puede conducirlos a un sexo tan maravilloso y placentero como siempre, aunque diferente. Y diferente no es peor... es simplemente distinto.

Muchos hombres sintieron que se abrían las puertas del cielo cuando en 1998 hizo su aparición triunfal la pastillita azul, cuya marca comercial más conocida es Viagra. Si bien puede ayudar a muchos hombres con dificultad eréctil, no resuelve el problema del deseo sexual. Una de las creencias más erróneas con respecto a este medicamento es que, además de generar mayor flujo sanguíneo hacia el pene, genera más deseo. Es la testosterona la fuerza detrás de la libido: por eso en un hombre con poca testosterona no aumentará su deseo sexual, use o no use Viagra. Pero convengamos que para muchos hombres fue y es una panacea.

En cambio, para las mujeres no hay rutas mágicas. Las drogas símil Viagra no han funcionado con ellas. Por el contrario, un hombre que repentinamente se ha puesto muy demandante sexualmente debido a la pastillita puede generar ofuscación en su pareja —especialmente si está atravesando su propia menopausia—, pues ella comienza a sentirse hostigada. Y lo que parecía ser una situación beneficiosa para ambos es ahora una nueva fuente de conflictos.

Para algunas parejas, la pastillita milagrosa es la pastillita del conflicto. Muchos hombres sienten que han descubierto la fuente de la juventud y que una vez más tienen todo su potencial sexual al máximo. Pero aunque el médico la prescriba (y aprovecho para repetir que este medicamento no se debe tomar como un caramelo, porque tiene contraindicaciones importantes), es vital discutir su uso con la pareja antes de usarla. Claro que para ellos es una sensación magnífica que los hace sentir viriles, ya que pueden mantener una erección potente y por más tiempo. Por su parte, cuando una mujer está en su menopausia requiere más juego previo, más caricias, más besos, sin que el énfasis esté puesto en la penetración. Y aquí puede producirse el desencuentro.

El hombre con su pene recargado versión 2.0 tendrá todo el ímpetu de ponerlo en acción, mientras que los coitos recurrentes en una mujer posmenopáusica van a ser dolorosos, ya que su vagina no está tan lubricada ni es tan elástica como antes. Y mantener maratones de sexo, lejos de ser placenteras, va a herir sus paredes vaginales. El dolor, naturalmente, le generará un rechazo hacia su pareja. Esto lleva a muchas mujeres a temer que ahora su compañero de décadas la reemplace por una más joven, más dispuesta a disfrutar de las frecuentes penetraciones. Y sienten que están ante un penoso dilema: soportar los dolores de penetraciones continuas o arriesgarse a perder la relación.

Este dilema es absolutamente falso e innecesario si las cosas se hacen de mutuo acuerdo.

Antes de incorporar la pastillita a su vida sexual, tienen que hablarlo. Usarla de manera comedida puede ser una buena solución, así como también comprender que hay muchas otras formas de satisfacerse sexualmente. Un buen acuerdo puede ser que el primer round involucre sexo oral. Tú lo complaces a él, mientras él a su vez te acaricia y te mima mucho a ti. Dejen la penetración para el segundo round, cuando tú ya estés a puntito caramelo y bien lubricada.

Mutua comprensión y dejar los egoísmos de lado son la clave. Está bueno que él se sienta sexualmente recargado, pero también es imprescindible que comprenda tu situación y sepa que, a veces, su virilidad no seduce sino que espanta.

## Beneficios de la práctica del yoga en la salud sexual

Soy yogui principiante. Fue mi maestro de Buenos Aires, el luminoso Vittorio Bonventre, quien primero me enseñó sobre esta hermosa disciplina ancestral. La palabra "yoga", según aprendí con Vittorio, proviene del idioma más antiguo conocido en la humanidad, el sánscrito, y su traducción literal es "unión". Se trata de un conjunto de disciplinas físicas y mentales originadas en la India que buscan alcanzar bienestar y armonía a través de una serie de posturas (asanas) que se combinan con la respiración y el enfoque mental, logrando esa unión de cuerpo, mente y alma que se define en su nombre.

Esta milenaria práctica ha cobrado muchísimo auge en los últimos años. La tendencia al bienestar la volvió a hacer protagonista y son muchos quienes la practican por sus múltiples beneficios para nuestra salud. Pero no todos saben que, además, la práctica del yoga es una herramienta clave para disfrutar de una vida sexual plena, particularmente en nuestras etapas de madurez y vejez.

Múltiples investigaciones avalan la relación directa entre el yoga y sus beneficios para el sexo, entre los que se encuentra esta pequeña gran joya: que contribuye a mejorar varios aspectos de la sexualidad femenina. ¡Así es! El yoga no sólo despierta el deseo sino que, como consecuencia de la irrigación sanguínea que lleva al área pélvica, impulsa la excitación, mejora la lubricación vaginal y potencia la respuesta orgásmica. En el caso de ellos, el rendimiento sexual y la funcionalidad eréctil también se ven muy beneficiados. La práctica fortalece la musculatura del cuerpo, trabaja la resistencia y mejora la flexibilidad de músculos y articulaciones, aportando más vitalidad y agilidad en ambos sexos, así como facilitando el poder estar en ciertas posturas y sostenerlas durante el juego sexual.

La meditación y la presencia mental requeridas para la buena práctica del yoga disminuyen los niveles de estrés, ayudando a calmar tu mente y tu cuerpo, y preparándote así para el buen sexo. Al traer tu mente al presente, al cuerpo y a la experiencia, el yoga también ayuda a crear conciencia del propio cuerpo y potencia la receptividad sensual de todos tus sentidos.

El yoga ayuda a entrar en contacto con tu cuerpo y un poco a enamorarte de él, de sus capacidades, de la manera en que responde, de lo lindo que te hace sentir y de los pequeños (o grandes) logros que vas viendo en él como consecuencia de la práctica (no tanto desde lo estético, aunque a veces acompaña, sino más bien desde sus capacidades expandidas). Todo esto ayuda a fortalecer nuestro autoconcepto físico, nos otorga seguridad y una actitud de comodidad con el propio cuerpo.

Para finalizar, y como si no fuera poco, les dejo ahí el siguiente dato: un estudio realizado en la Escuela de Medicina de la Universidad de Harvard en los Estados Unidos reveló que los beneficios de la práctica diaria del yoga en el funcionamiento sexual son particularmente notorios para las mujeres mayores de 45 años. ¡Boom! Nada más con el testigo. ☺

# Bonus: soltería en tiempos de redes sociales

## Una nota generacional

Seguramente hayas escuchado hablar de los millennials, la generación X y los baby boomers. Ya que vamos a hablar de pautas diferenciadas en relación con las prácticas sobre todo de seducción, me parece importante repasar qué edades abarca cada una de estas definiciones. Cuando se hace la comparativa generacional, los millennials son las personas que nacieron entre 1980 y 1995, es decir que tienen entre 22 y 37 años; la generación X abarca de los 38 a los 53, o sea, los nacidos entre 1964 y 1979. Y los baby boomers son la generación más grande, los que nacieron de 1946 a 1963 y que hoy tienen entre 54 a 71.

## Soltería a los 40, a los 50, a los 60, a los 70

El tema de la soltería en edades avanzadas es muy interesante, sobre todo porque muchas de las mujeres de la generación X o de las baby boomers nunca se imaginaron en esta situación. Son mujeres que crecieron en un mundo muy distinto, donde el divorcio era algo impensado y mal visto, y la valoración de la pareja y el matrimonio era diferente. Entonces, si por el motivo que fuera de repente tienes 40, 50, 60, o 70 y pico y estás soltera, seguramente no tengas la menor idea de cómo funcionan los nuevos paradigmas de seducción. Y eso nada más puede ser suficiente para entrar en pánico. ¡De terror!

Lo cierto es que, aunque muchas cosas cambiaron y la mujer es más libre, el machismo sigue instalado en nuestra sociedad. Y uno de los principales lugares donde se puede detectar y se hace evidente este doble estándar tan molesto es en situaciones de rupturas o divorcios en la madurez. El modo en que se percibe el lugar que ocupan ellos y el lugar que ocupamos nosotras es definitivamente asimétrico. Si él está separado y tiene hijos, es muy frecuente escuchar sobre lo gran padre que es y lo responsable que es con sus hijos, pero si ella es la separada con hijos, es un problema porque viene "con equipaje". Si él está separado y no tiene hijos es Mr. Wonderful, el hombre ideal; pero si ella es la separada sin hijos, olvídate, sólo está buscando un padre para tenerlos. Entonces sí es cierto —sigue siendo cierto— que, desde el lugar social, la mujer tiene una serie de desventajas al momento de restablecerse. Y a eso se le suma que compite con mujeres de una generación distinta, que vienen con expectativas diferentes y que han cambiado el juego de la seducción, del enamoramiento, de la conquista.

Entonces empecemos de nuevo: nadie dijo que iba a ser fácil. Pero ¡lo lograremos!

Podríamos plantear toda esta cuestión en una serie de protocolos que se deben aprender para que el viaje sea lo más sencillo posible. El protocolo de la desnudez, si vas a hacer sexting o usar redes para encontrar pareja como el hoy popular Tinder, por ejemplo, cómo te sientes con tu cuerpo, cómo vas a manejarlo... y ni hablar de la intimidación que hombres contemporáneos pueden sentir cuando se enfrentan a mujeres maduras, inteligentes, completitas, armadas. Mucha información.

Muchas mujeres se enfrentan a la realidad de salir, de conectar con un mundo que es dramáticamente diferente al que abandonaron la última vez que hicieron una cita, y hay que saber que el tipo de relacionamiento que se da hoy día es bien distinto para una mujer madura que quiere volver al ruedo, expandir su círculo de amistades y ver cómo se vuelve a parar desde este lugar tan novedoso frente al mundo. Para muchas es una chocante y desagradable realidad encontrarse que, vía redes o chat, el salto de un saludo inicial a que de buenas a primeras te manden una foto explícita no solicitada puede darse en un dos por tres.

Algunas cosas a tener en cuenta sobre este nuevo mundo atravesado por las redes sociales y los chats, que han logrado cambiar tan profundamente el proceso, el lenguaje, los códigos del *dating*:

CUESTIONES BÁSICAS DEL ACERCAMIENTO VIRTUAL

La charla, la seducción, el flirteo virtual te liberan de un montón de pasos previos que antes eran inevitables. Estás mirando una pantalla y tan sólo por la foto con la que se presentan tus potenciales candidatos puede definir si te gusta o no. Este mecanismo nos obliga a elegir y descartar con una facilidad y una superficialidad bastante espantosas, a mi entender.

MANEJO DEL SEXTING EN LA ETAPA DE LA SEDUCCIÓN 4.0

La transición del "hola" al sexting es muy rápida y vertiginosa. Es muy importante que tengas bien claro cómo manejar la situación del sexting en estas etapas. Mandar fotos eróticas, compartir la desnudez adueñándote de tu imagen con la seguridad que requeriría también puede resultar muy difícil. Tienes que enfrentarte al hecho ineludible de que tu cuerpo cambió, es distinto, es nuevo. Y nuestra sociedad suele ser muy cruel con los cuerpos envejecidos, lo que puede generar muchos problemas de autoestima para la mujer. Como alguna vez comentó mi amiga, la escritora y comediante Verónica Lorca, "si para sacarse una selfie normalita es toda una producción, ¡imagínate buscándole el mejor ángulo y la luz adecuada a tu vulva!". En este sentido, reitero, también es muy importante que únicamente hagas las cosas que te hacen sentir cómoda y nada más que eso.

EL FANTASMA DEL GHOSTING

En estos encuentros online, en estos nuevos vínculos que se empiezan a establecer, se está haciendo famoso cierto tipo de maltrato táctico muy extraño que impacta mucho en la autoestima tanto de hombres como de mujeres: el descortés ghosting. Como lo indica su nombre, el ghosting (o "fantasmeo", aunque no se usa su traducción al español) es la situación en la que, sin motivo aparente, una de las dos partes deja de responder de un momento para el otro. Y cuando digo que deja de responder es que te deja de responder de manera contundente, sin dar motivos ni argumentos; puede leerte, eventualmente te clava el visto, pero ya no se molesta en dar una respuesta. Es un modo de actuar que se ha generalizado tanto que la gente trata de justificarlo o relativizarlo, "bueno, pasa, es un tinder". Pero aunque busquemos minimizarlo, que te hagan ghosting no se siente nada bien.

LA MUJER PUEDE DAR EL PRIMER PASO

Por el modo en el que están planteadas todas las redes sociales de seducción y por el tipo de sociedad en el que vivimos actualmente, no es necesariamente el hombre el que debe dar el primer paso. Las mujeres pueden ser más proactivas, más directas, olvidando por completo las reglas antiguas según las cuales el hombre era el que venía a conquistar y la mujer la que elegía entre sus pretendientes. Y creo que en ese sentido la mujer sí está en un buen momento, en el que puede realmente apoderarse de sus ganas de tener sexo porque sí, porque es adulta y porque lo puede hacer.

Porque está en agenda la equidad de género, que todos los seres humanos tengamos los mismos derechos y que no haya distinción ni en paga ni en trato, ni en cualquier otro derecho en relación con el género. El paradigma definitivamente cambió, y probablemente siga cambiando.

*Tercera parte*

# EDUCACIÓN SEXUAL PARA TUS HIJOS

## ¿Cómo abordar el tema?

- Empiecen temprano: será menos extraño si introducen el tema desde que los niños son chiquitos, ¡básicamente desde que nacen! Respondan de manera simple y con naturalidad.

- Asegúrense de dar siempre la información correcta: sean honestos y abiertos, contestando las preguntas de manera cálida y natural. Las respuestas deben ser breves, precisas, y acordes a la edad y el desarrollo del niño.

- Sean padres "preguntables": déjenles saber a sus hijos que siempre están dispuestos y deseosos de contestar cualquier duda que puedan tener. Si no conocen la respuesta a alguna pregunta, nunca está mal decir que no saben. Averigüen ustedes primero y luego le transmiten la información al niño.

- No esperen a que sus niños hagan preguntas o traigan el tema: en algunos casos, las preguntas nunca se realizan, lo que no quiere decir que no exista la curiosidad. Es responsabilidad de los padres asegurarse de que sus hijos estén bien enterados de todo.

- Estén pendientes de las oportunidades que se presenten para hablar sobre sexo: como dije anteriormente, algunos niños preguntarán sobre sexo, y otros no. Si esperan a que todos hagan sus preguntas es posible que nunca tengan la oportunidad de ofrecer el conocimiento que ellos necesitan para crecer seguros y cómodos con sus propios cuerpos y su sexualidad. Por lo tanto, aprovechen las situaciones cotidianas para dar inicio a la conversación; cada vez que salga algo en la tele, o cuando vean un artículo en el periódico o escuchen una canción en la radio que presente determinado tema, utilícenlo como excusa para entablar una conversación sobre sexualidad. Esto permite que los chicos sientan que el sexo es algo normal dentro de la vida familiar y no un tema diferente, particular.

- Edúquense y tengan libros a mano para que sus hijos lean o para leer juntos: asegúrense primero de que ustedes conocen y manejan el tema, para que puedan educarlos a ellos.

- Pregúntenle a su hijo qué piensa de determinados temas: esto permite saber cuánto sabe y ayuda a ofrecerle respuestas que podrá entender.

- Nunca censuren sus preguntas: no está bien molestarse cuando un niño hace una pregunta relacionada con el sexo, ni reírse o avergonzarlo por sus comentarios e inquietudes. Si se sienten incómodos, háganle saber que no se sienten a gusto con el tema, o que no es el momento adecuado para sostener esa conversación. Eso sí, siempre deben responderle, ya sea en ese momento o más tarde y en privado.

- ¡Compartan sus valores! Los niños necesitan conocer las creencias, los sentimientos y las actitudes de sus padres en relación con el sexo. También es importante que expliquen el porqué de sus valores y creencias. Esto los ayudará a establecer sus propios parámetros con respecto a su sexualidad. Recuerden que en el colegio ellos pueden aprender sobre procesos biológicos o puericultura, pero nadie más que ustedes puede transmitirles los valores intrínsecos a una gran variedad de temas relacionados con la sexualidad (orientación de género, imagen corporal, aborto, iniciación sexual, sexo seguro, amor, sexo casual, etc.).

- Enseñen que la sexualidad se disfruta y expresa sentimientos: es muy frecuente que cuando hablamos de temas de sexualidad con los niños nos enfoquemos en procesos biológicos y, sobre todo, en las consecuencias negativas de la actividad sexual. Pero los niños también tienen que saber que la sexualidad es maravillosa, un gran regalo que nos han dado; y que la actividad sexual es una forma de expresar sentimientos y emociones, un ingrediente vital en sus futuras relaciones de pareja cuando sean adultos, y que deben ejercerla de manera segura y responsable.

## De 0 a 2 años

En esta etapa del desarrollo del niño, los padres aún no tendrán que enfrentar las preguntas de los pequeños. Pero esto no significa que ya no estemos teniendo conversaciones sobre sexo con nuestros hijos e impartiendo mensajes que les llegan a través de todos sus sentidos. Como ya les comenté, estamos ante el "niño sensorial". Y nosotros "le hablamos al bebé con todo nuestro cuerpo":

- Mensajes corporales y caricias: la forma en que tocamos su cuerpo transmite un mensaje. Si acariciamos sus genitales con la misma naturalidad que cuando lo hacemos en cualquier otra parte de su cuerpito, es un mensaje positivo, de comodidad y naturalidad.
- Palabras precisas y en el tono adecuado: si usamos el vocabulario correcto para nombrar sus partes íntimas, de manera tranquila y natural, le generamos una actitud positiva hacia sus genitales.
- Reacciones cómodas y calmadas: si cuando el bebé se toca los genitales evitamos reacciones bruscas y nerviosas, miradas acusatorias y palabras de enojo, recibirá el mensaje de que esta práctica es absolutamente natural.

En definitiva, si seguimos estas normas elementales estaremos sentando las bases de una comunicación fluida que ayudará al desarrollo normal y saludable de la sexualidad de nuestros hijos.

## De 3 a 5 años

A partir de esta etapa ¡seguramente tu hijo empezará a acribillarte a preguntas! A su enorme curiosidad sobre el mundo que lo rodea se suma que posee un desarrollo verbal más sofisticado y puede articular frases y preguntas más complejas.

Pero en lugar de preocuparte, te recomiendo que aproveches este momento único. Los niños en edad preescolar son los que reciben con mayor naturalidad la educación sexual, ya que tienen la habilidad de absorber rápidamente toda la información que les ofrezcas y aceptarán la que se relaciona con sus cuerpos y su genitalia del mismo modo que la relativa a cualquier otro tema.

Tu hijo/a comenzará a hacerte preguntas sobre su cuerpo y el cuerpo de quienes lo/a rodean; empezará a notar las diferencias entre el hombre y la mujer; querrá saber cómo se hacen los bebés y de qué manera vienen al mundo; y, por supuesto, va a verbalizar esa curiosidad y confusión, y necesitará de tus respuestas. Esto puede ser un poco perturbador para aquellos padres que nunca discutieron estos temas con sus propios padres o fueron acallados cuando intentaron hacerlo. Por eso ¡debes estar preparado! Y la mejor manera de hacerlo es, como te comentaba en la etapa anterior, buscando la información más adecuada, naturalizando tus reacciones y normalizando tus palabras. Así, tu diálogo con tu hijo/a será enriquecedor.

Debes saber que en esta etapa los niños exploran sus genitales, muchas veces se autoestimulan, estarán más pendientes de la anatomía de los demás, notarán las diferencias corporales entre géneros y edades, y es posible que comiencen a tener juegos sexuales con sus amiguitos. Es el momento de enseñarles la diferencia entre el comportamiento público y el privado; y también sobre "los toques buscados" y "los toques no deseados".

Al principio de este período (entre los dos y tres años) tu niño atravesará la fase que Sigmund Freud denominó "etapa anal". Al igual que cuando es bebé y descubre que tiene una genitalia, que se toca y se siente bien, ahora pondrá su atención en el ano y en las sensaciones que le provoca. Justo en este momento lo estás entrenando para ir al baño, es decir que aparte del propio descubrimiento que tiene sobre esta área hay una exigencia social que le dice que tiene que controlar sus evacuaciones. Por lo tanto es normal que quiera explorar su ano, tocar su caca y que se sienta atraído por el olor y la textura de sus propias evacuaciones. No te desesperes, pues es parte del mismo aprendizaje, y para tu hijo ésta es otra área que está disponible para ser descubierta.

*El buen y el mal toque*

A esta edad los niños deben saber que ellos, así como las otras personas, son dueños de su propio cuerpo, y deben aprender a decir "no" al contacto o toque no deseado.

Hablamos de "buen toque" en relación con el que el mismo niño se realiza cuando se autoestimula, que es un toque buscado, que se siente bien y que se hace en privado.

Nos referimos a "mal toque" cuando ellos no desean ser tocados. Esta diferenciación es básica para la seguridad del niño. Y debes estar seguro de que tiene las herramientas necesarias para poder comunicarte cualquier toque que le resulte molesto (vocabulario) y, por supuesto, la confianza suficiente para hablar contigo de esos temas.

Debemos igualmente hacer una diferenciación entre el toque indeseado y el abuso sexual. No todo "mal toque" es abuso sexual, puesto que puede tratarse de un niñito de su misma edad que por curiosidad lo esté tocando o quiera verle sus partes privadas. No obstante, puede ser un toque indeseado y tu hijo/a tiene que sentirse con todo el derecho a decir "no".

El abuso sexual, en cambio, ocurre cuando una persona mayor que el niño o la niña, más fuerte o poderosa, mira o toca sus genitales sin razón legítima.

¿Cómo enseñarle qué es un "mal toque" o "toque indeseado" y cómo actuar?

- Plantea el tema con naturalidad: ten presente que no debes hablarle de abuso sexual, pues lo estarás asustando e infundiéndole temores que pueden perturbarlo. Trata el tema con la misma naturalidad con la que te refieres a cualquier otro asunto de seguridad, como cuando le enseñas a cruzar la calle, a no tocar artefactos eléctricos o le dices que no debe asomarse en los balcones.

- Enséñale a decir "no": simplemente explícale que si alguien lo toca de una manera en que le molesta, debe decirle "no me toques de esa manera". Tiene que saber que su cuerpito le pertenece, y tener el permiso para decir que algo no le gusta; esto es importante porque los pequeñitos se sienten cohibidos ante los adultos, a quienes ven como figuras de autoridad. Incluso te lo debe decir a ti mismo si lo tocas de una manera que le resulta molesta. Valida el sexto sentido de tu niño: si hay algo que lo incomoda, dale permiso y confianza para que pueda verbalizarlo.

- Di no a los secretos: el niño debe saber que si alguien lo toca de una manera que a él no le gusta se lo debe decir a papá y mamá y a las personas que están encargadas de su cuidado. ¡A todos! Dile que entre ustedes no debe haber secretos, aun cuando alguien le diga que no debe decírselo a nadie y que "es un secreto" entre ellos, así sea su propio padre, su madre o sus abuelos. Los abusadores suelen usar el truco del secreto para intimidar a los niños. Transmítele que si alguna vez alguien lo toca, nunca es su culpa. Libéralo de cualquier responsabilidad sobre el abuso del otro. Parte de la educación que debes darle como padre es la confianza de que, pase lo que pase, siempre te lo puede contar y que comprenda que jamás debe sentirse responsable por lo sucedido.

- Define qué personas pueden tocarlo y en qué situaciones: Dilo claramente: "Papá, mamá o la persona que te cuida te van a tocar cuando te bañen o te ayuden a limpiarte la colita; o el doctor cuando te revisa". Salvo estas personas que tú designes, nadie más debe tocar sus genitales. Y la realidad es que, aparte de limpiarlos o curarlos, no hay ninguna otra situación que amerite tocar estas áreas corporales de los niños. Seguramente cualquier toque fuera de ese contexto sea incorrecto.

- Enséñale a respetar su propio cuerpo y los cuerpos de los demás: aprovecha esta conversación para explicarle cómo comportarse cuando esté jugando con otros niños. Si uno de sus amiguitos se pone demasiado "toquetón", debe decirle que no quiere que lo/la toque de esa manera. Además, hazle saber que él/ella tampoco debe tocar las partes privadas de sus amiguitos, ni de los adultos, aunque le parezca que es un juego.

*¿Por qué los niños se tocan?*

Por una simple razón: ¡se siente bien! Durante esta etapa, los más pequeñitos aprenden a caminar, correr, hablar, dibujar y también a ir al baño solitos. Dejan los pañales y ahora sus genitales les quedan mucho más al alcance de sus manitas, y por supuesto los tocan. Y al hacerlo descubren sensaciones agradables.

En el caso de niños tan chiquitos yo siempre prefiero diferenciar entre autoestimulación y masturbación, porque cuando hablamos de autoestimulación nos referimos simplemente a una búsqueda de sensaciones físicas agradables, mientras que masturbación es una palabra a la que le otorgamos una connotación erótica, acompañada de fantasías sexuales. Y este pensamiento, en el caso de los niños pequeños, no existe.

No debes asustarte ni preocuparte si tu niña/o se toca, porque la autoestimulación es absolutamente natural. No le causará ninguna enfermedad física ni le generará ningún problema psicológico. Por el contrario, éste es un comportamiento normal y parte importante de su desarrollo.

*¿Qué debo hacer frente a la autoestimulación de mis hijos?*

- Controla tus reacciones: la manera en que los padres reaccionan frente a la autoestimulación de sus niñitos es el mayor peligro. ¿Por qué? Porque si lo haces sentir mal o lo regañas por el hecho de explorarse los genitales va a asociar el placer sexual con la vergüenza y la culpa. Y crecerá con esa certeza, que será la base para que posiblemente desarrolle conflictos sobre su sexualidad. Como sexóloga que ha tratado a personas adultas sé que muchas de sus disfunciones sexuales tienen su origen en mensajes negativos que recibieron de pequeños, con los que se les censuró la autoestimulación y, posteriormente, la masturbación.

- Diferencia entre comportamiento público y privado: si tu niña/o realiza este comportamiento cuando está solita/o y en su habitación, no hay nada que hacer. Simplemente ignorarla/o, pues la realidad es que no está haciendo nada inapropiado. Si lo hace fuera de un contexto privado, por ejemplo, mientras la familia está viendo la tele, debes decirle: "Sé que tocarte la vulva/el pene se siente bien, pero es algo que debes hacer solita/o en tu habitación". No actúes como si la masturbación tuviese que ser evitada. Tampoco apartes sus manos, porque es como si le estuvieras diciendo: "Lo que estás haciendo es tan feo que voy a hacer de cuenta que no lo vi".

- Redirecciona: debido a que tu niño/a siente que es agradable explorar su cuerpo y sus genitales podría hacerlo en público, durante una reunión familiar o cuando están de visita en otra casa, y a ti te parece que es inapropiado y sientes incomodidad. En este caso, no puedes decirle que vaya a su habitación, así que lo más recomendable es que redirecciones su comportamiento para que ponga su atención en otra actividad distrayéndolo/a con algún juguete, invitándolo/a a realizar alguna actividad como pintar, cantar, bailar, o lo que sepas que le divierte. Cualquier cosa que aleje sus manos de sus genitales. ¡Pero recuerda que no debes apartar sus manos bruscamente, ni regañarlo por su comportamiento! Redireccionar es una herramienta que usamos en una situación puntual, una alternativa temporal. Jamás lo hacemos con la intención de transmitirle que está mal que se toque. De hecho, una vez que están de regreso y a solas en tu casa, debes retomar el tema y decirle: "Cuando estábamos en la casa de la abuela con los primitos vi que te estabas tocando tu vulvita/pene. No hay nada malo en eso, pero es importante que lo hagas en privado, tú solito/a en tu habitación". Si lo deseas puedes comparar esta actividad con el acto de ir al baño: "De la misma manera que cuando haces caca vas solito al baño, cuando quieras tocarte tienes que ir a tu habitación". Como en todo proceso de aprendizaje, debes saber que no basta con que se lo digas una vez. Para que incorpore este concepto y distinga entre comportamiento público y privado deberás repetirle esta información una y otra vez.

- Aprovecha la oportunidad: ¿recuerdas que anteriormente te hablé del buen y el mal toque? Seguramente te preguntaste cuál era el momento más apropiado para hablar de ello con tu hijo. ¡Pues aquí tienes tu oportunidad! Si encuentras a tu niño autoestimulándose en público y vas a enseñarle que ése es un comportamiento que se hace en privado, entonces toma ventaja de la situación y dile que además de que debe hacerlo cuando esté en su habitación tiene que saber que sus partes íntimas sólo las debe tocar él o sus papás o quienes lo cuidan, cuando lo bañan o lo ayudan a limpiarse después de orinar o hacer caca. Y ya que estamos conversando, nos extendemos un poquito más y le hacemos saber que tampoco debe tocar las partes íntimas de los otros.

### *¿Qué debes hacer si sospechas que tu niño ha sido víctima de abuso sexual?*

- Controla tus reacciones: ante la menor sospecha o indicio de que han abusado sexualmente de tu hijo sentirás que tu mundo se derrumba, te correrá un frío por el cuerpo y tendrás mucho miedo y ansiedad. No es fácil bregar con estas sensaciones. Pero ante una situación así, y más allá del frío olímpico que recorrerá todo tu cuerpo, tienes que controlar tus reacciones y pensar que tu mayor responsabilidad es contener y proteger a tu niño. Por más doloroso que resulte, debemos estar abiertos a escuchar.

- No lo ignores: si tu hijo de alguna manera te manifiesta que sufrió abuso sexual, nunca lo desoigas. Aunque no queremos alarmarnos sin saber realmente qué ocurrió ni asustar al niño, es importante atender cualquier queja que tenga. Para los padres puede ser devastador recibir este mensaje, pero recuerden que el golpe más grande que le puede dar un padre o una madre a su hijo abusado es no creerle o ignorarlo. Escúchalo atentamente y con la mayor tranquilidad que te sea posible, siempre pendiente de tus reacciones.

- Indaga realizando preguntas abiertas: en ocasiones, lo que podría parecer una señal de abuso, como el uso de frases subidas de tono o un comportamiento hipersexualizado, no se relaciona con eso, sino que el niño ha estado expuesto a un material de adultos o a un comportamiento adulto no intencional: vio en la computadora de su hermano mayor algún contenido pornográfico, pescó a sus padres mientras mantenían relaciones sexuales, miró en televisión una escena erótica, la señora que lo cuida tenía las uñas largas y pellizcó sin mala intención sus genitales, etcétera. Para evitar confusiones que nos lleven a conclusiones erradas debemos interrogar de manera abierta: por ejemplo, "cuéntame qué pasó". No formulemos preguntas directas del tipo: "¿Fulano puso su dedo dentro de tu vulva?, ¿te tocó?, ¿te besó?", porque son totalmente contraproducentes ya que pueden direccionar y programar las respuestas de los niños, viciando la realidad de lo sucedido.

- Elude el contacto con las personas involucradas en el hecho hasta que éste se clarifique. Como el abuso sexual puede venir de cualquier persona, es una situación difícil de descifrar y manejar. Quienes abusan de los niños usan alguna de estas dos estrategias: 1. Los compran con regalos, dinero y dulces; 2. Los amenazan e intimidan: "No les digas a tus papás porque te va a pasar algo malo a ti y/o a ellos".

- Hazle saber al niño que nunca es su culpa, pues los chicos pueden sentirse avergonzados y culpables del abuso. Demuéstrale mucho amor y comprensión y dile que nada de lo sucedido es su responsabilidad.

- Lleva a tu hijo a que le realicen un examen médico y a una consulta psiquiátrica.

## De 6 a 8 años

Hay un día muy especial en nuestras vidas y en las de nuestros hijos: ¡el día que el niño comienza su escuela primaria! ¡Ya es grande!, te dirás a ti mismo, y con cierta nostalgia del pasado, de cuando tu hijito era un bebé, lo llevarás al colegio y lo dejarás con su maestra.

Sentirás que cortan el cordón umbilical por segunda vez. Y tu sensación será muy acertada, pues a partir de ahora tu niñito será cada vez más independiente, y para ti significará una pérdida de control sobre él. Con pérdida de control me refiero a que ahora dependerá menos de ti para relacionarse y elegir a sus amiguitos. Tampoco tendrás el mismo control que antes en la información que recibe, y estará expuesto a más y nuevas fuentes de información: sus compañeritos, los padres de sus nuevos amiguitos, los chicos mayores que van al colegio, material escrito en libros, revistas, internet... etcétera.

Por eso al niño de esta etapa lo denomino "el niño social", porque comienza una fase de socialización muy diferente de la que tuvo hasta ahora.

En términos generales se amplía el universo de personas con las que entra en contacto, y desarrolla nuevas habilidades para acceder a la información.

En materia de educación sexual estamos frente a un hecho muy importante, que requiere que tú, como papá o mamá, seas muy proactivo en cuanto a la formación de tu hijo para darle una educación que se ajuste a tus valores, con la información correcta. Y sobre todo que estés atento a satisfacer su curiosidad natural con respecto a estos temas, porque ten por seguro que si no se lo dices tú buscará otras fuentes que no necesariamente serán las que creas adecuadas.

En esta etapa también tiene lugar un fenómeno fundamental en el desarrollo psicosexual de los seres humanos. Es ahora cuando se consolida el "mapa erótico" (*love map*) de cada individuo.

¿Qué es el mapa erótico?, te preguntarás. Voy a tratar de explicarlo de la manera más sencillita, para que podamos entenderlo bien y tracemos la mejor hoja de ruta para nuestros niños.

El mapa erótico es un concepto que desarrolló el reconocido sexólogo neozelandés John Money, que lo definió como una representación en la mente y en el cerebro que describe al ser amado idealizado y también las actividades sexuales y afectivas que nos resultarán más eróticas.

En palabras simples: el mapa erótico va a determinar qué tipo de personas te atraerán sexualmente y cuáles son las situaciones que te despertarán el deseo y te erotizarán. En síntesis, es lo que va a definir tu personalidad sexual. ¡Casi nada!

Este mapa, que se consolida en estas edades, es muy resistente al cambio; es como nuestro idioma materno, que es el que mejor hablaremos y entenderemos durante toda nuestra vida, así aprendamos otros.

Por eso la educación sexual que les damos a nuestros hijos a esta edad es fundamental, porque les estamos transmitiendo mucho más que conceptos: les transferimos gustos, atracciones y rechazos hacia ciertas personas y situaciones, que los acompañarán durante toda su vida.

Si trazamos un mapa erótico cargado de negatividad, de mitos, prejuicios y tabúes, cuando sea adulto este niño no podrá vivir plenamente su sexualidad. Y ya sabemos cómo termina esto: dificultades en su desempeño sexual, problemas para disfrutar y para relacionarse con el sexo opuesto, perversiones.

Hasta los ocho años estamos a tiempo de darles a nuestros hijos la mejor hoja de ruta para el resto de sus vidas. Esto no quiere decir que el mapa erótico no se pueda revertir, pero será un proceso largo y, en ocasiones, difícil y doloroso.

¿Con qué trazamos un buen mapa erótico en nuestros hijos?

- Mensajes normalizados, reacciones positivas: a esta edad los niños han descubierto que determinadas palabras y frases están rodeadas de misterio: sexo, sexualidad, hacer el amor. Si te preguntan qué quieren decir y tú reaccionas a sus inquietudes con evasivas, silencios, risas nerviosas o regaños, captarán que no te resulta fácil hablar de temas relacionados con el cuerpo, el placer o el amor. Y harán una sencilla ecuación: son temas malos y prohibidos, de los que no se habla y de los cuales nos avergonzamos. Y se implantará una relación conflictiva con la sexualidad.

- Clima de confianza para una comunicación fluida: debemos responder a cualquier inquietud de nuestros hijos sobre sexualidad sabiendo que es una función básica del organismo humano, que está al mismo nivel que comer o dormir. Para que ellos puedan expresar libremente sus sentimientos y dudas es necesario que creemos un clima de confianza, de manera que ellos sepan que cuando recurran a nosotros para hablar no vamos a juzgarlos, ridiculizarlos, y tampoco reírnos, sino que los vamos a escuchar y a tomar en serio. Nunca traicionemos la confianza que ellos depositan en nosotros. Si nuestra hija nos contó a modo de confidencia que le gusta un compañerito, si sabemos que se masturba o que le han salido vellitos en alguna parte de su cuerpo, no se lo digamos a otras personas a modo de broma o anécdota graciosa. Se sentirá avergonzada, y lo más probable es que ya no vuelva a compartir sus preocupaciones y secretos con nosotros. Ellos necesitan hablar con los adultos de estos temas, pero también que seamos respetuosos de su intimidad. Y siempre partamos de la premisa de que no hay preguntas malas, lo único malo es que no se atrevan a preguntarnos a nosotros.

- Imagen positiva de sus cuerpos: a medida que los niños crecen y se vuelven más sociales, prestan más atención a sus propios cuerpos y a su apariencia, y se tornan más críticos. El ritmo de crecimiento varía considerablemente entre los chicos. Algunos pueden ser más pequeños para su edad, mientras que otros más grandes. Esto puede ser duro para aquellos que no estén dentro de los rangos "normales": el último de la fila, el más chiquito, la más gordita. Para los que son más altos, por ejemplo, puede ser un problema, ya que las personas creerán que son mayores y esperarán que se comporten acorde a la edad que aparentan. Además, particularmente las niñas, cerca de los ocho años pueden tener una pubertad temprana y desarrollarse antes que sus pares, lo que les hace sentir vergüenza de sus cuerpitos. Es importante que ayudes a tu hijo a entender que cada quien crece a su propio ritmo y que son cambios normales, para que puedan tener una imagen positiva de sí mismos. También es conveniente que incentives hábitos saludables en lo que respecta a su alimentación y el ejercicio físico. No sólo los mantendrá en un peso adecuado, sino que tendrán un mejor desarrollo corporal, mental y emocional.

- Información veraz sobre temas sexuales básicos: el niño debe tener nociones básicas sobre sexualidad, de la misma manera en que nos aseguramos de que se forme en otros aspectos. Nunca dudamos de que debe ir al colegio para aprender a leer y a escribir, a sumar y a restar, a entender cómo funciona el sistema solar, o cualquier función de su organismo, ¿verdad? Ningún padre creería que es correcto que su hijo fuese analfabeto o ignorante, pues tampoco es correcto ni saludable que sea "analfabeto/ignorante sexual".

- Orientación sexual: para saber cómo vamos a manejar este tema con nuestros hijos, primero debemos entender qué es orientación sexual. A diferencia de la identidad de género, que es el sentimiento psicológico de ser hombre o mujer, la orientación sexual es la atracción afectiva y sexual que sentimos por otras personas. Abarca desde la heterosexualidad absoluta hasta la homosexualidad exclusiva, e incluye diferentes formas de bisexualidad.
  Hay muchas teorías acerca de por qué las personas tienen diferentes orientaciones sexuales, pero la mayoría de los científicos concuerda en que es el resultado de una compleja interacción de factores: biológicos y genéticos, ambientales y psicológicos.
  Es importante que sepas que una persona no elige ser heterosexual, homosexual o bisexual, y que no es "algo" que podamos cambiar a voluntad ni "curar", porque no se trata de una enfermedad.
  La orientación sexual comienza a establecerse a edades tempranas y a menudo se define en la adolescencia. Sin embargo, muchas personas homosexuales manifiestan que conocían su orientación desde siempre, desde que eran niños.

La forma en que asumen quiénes son en la adultez depende, en gran medida, de la manera en que sus padres le presenten los mensajes relacionados con este tema: mucho más traumático será para una persona asumir y vivir plenamente su homosexualidad si se crió escuchando comentarios homofóbicos que para alguien que creció en un ambiente libre de prejuicios y respetuoso de las diferencias. Por eso es tan importante que estés consciente de esto y le demuestres a tu hijo toda tu comprensión y amor, independientemente de cuál creas o intuyas que es su orientación, tratando de combatir tus propios prejuicios y buscando asesoramiento profesional en caso de ser necesario. Esto ayudará a que el día de mañana tu hijo pueda vivir su sexualidad de acuerdo con lo que siente, sin culpas, vergüenzas ni frustraciones; en definitiva, le estarás ayudando a ser una persona feliz.

- Respetar y valorar las diferencias: enséñale a tu hijo que discriminar siempre es malo, que a las personas se las debe respetar y querer más allá de su color de piel, nacionalidad, cultura, religión y, por supuesto, orientación sexual.

Haciendo esto no sólo ayudas a trazar un mapa erótico positivo, sino que enriqueces el universo de tu niño: podrá conocer más gente interesante, valorarla, tomar lo mejor de cada uno y relacionarse sin dudas ni miedos. Es sabido que nos perdemos de muchas cosas cuando nos dejamos llevar por los prejuicios, ¿no? Piensa cuánto más pobres seríamos sin el genio de Einstein, la extraordinaria habilidad atlética de Michael Jordan, las enseñanzas de Gandhi, la fabulosa imaginación de Oscar Wilde o la amabilidad y la candidez de ese vecino gay al que puedes acudir ante cualquier problema.

¡Nunca olvides que las diferencias hacen que el mundo sea mucho más divertido y apasionante!

*Qué información debe tener el niño a esta edad*

Ahora tu niño/a va al colegio y está en contacto con chicos más grandes cuyos cuerpos le generarán curiosidad. En el vestuario tu nena podrá ver a otras, apenas un poquito mayores, que tienen vellitos, senos más desarrollados o que están cambiando su toalla sanitaria. Tu varoncito irá al baño y verá a los "más grandes" con penes que llamarán su atención. Tal vez alguno pueda hacer alarde de su tamaño y tu nene no podrá evitar la comparación.

Debemos recordar que los chicos mayores generan una gran fascinación en los más pequeñitos, de manera que los observan y están pendientes de todo lo que hacen y cómo lucen. Por eso es muy probable que noten sus diferencias corporales y te pregunten al respecto.

Además, al final de esta etapa, hacia los ocho años, generalmente las niñas pueden experimentar cambios propios de la pubertad, en incluso algunas llegan a tener su primera menstruación.

Tenemos entonces dos buenas razones por las cuales explicarles los cambios corporales de la pubertad: para que sepan por qué otros chicos lucen diferente y para prepararlos a ellos mismos para cuando sus cuerpitos cambien. Incentiva a tus niños a aceptar su propio crecimiento y desarrollo, y diles que no todos lo hacen al mismo tiempo: algunos antes y otros más tarde; pero esos cambios siempre se dan. Contesta sus inquietudes de manera honesta, incluso inicia tú mismo la conversación sobre estos tópicos. Eso los ayudará a aceptar los futuros cambios de manera positiva. No queremos que se asusten cuando sangren por primera vez, o cuando tengan su primera polución nocturna. Sabemos que la pubertad es una época difícil y queremos ayudarlos a atravesarla de la mejor manera posible. Para ello, nada mejor que empezar a hablar temprano, antes de que esos cambios ocurran.

A esta edad los niños ya deberían tener las nociones básicas sobre sus genitales y la reproducción. Si aún no les has explicado, asegúrate de hacerlo. Durante esta etapa vamos a empezar a preparar a los chicos para uno de los mayores cambios de sus vidas: la pubertad. Y queremos que vayan asimilando de a poco y naturalmente las transformaciones que tendrán en sus cuerpitos.

*El sexo y sus variantes*

A lo largo de esta etapa tu niño estará más expuesto a temas sexuales y es muy posible que oiga hablar de sexo oral y sexo anal. Tal vez cuando te interroguen sobre este tema no lo hagan usando una terminología tan correcta; o puede ser que los escuches hacer alusión a estas prácticas sexuales usando un lenguaje obsceno y con la intención de insultar.

Es importante que sepan de qué están hablando por varias razones. Una de ellas es que no es apropiado que utilicen términos obscenos y menos aún como insulto. Una buena manera de evitar que los usen es explicándoles su significado y siendo enfáticos en que es un vocabulario que nadie debe usar, menos un niño.

Otro motivo por el que debes hablar de estos temas es que, aunque no lo quieras, tu niño sí va a escuchar hablar de sexo oral y anal. Así que lo más saludable es que le cuentes tú misma de qué se trata, explicándole que es una forma más de "hacer el amor" o "tener sexo" entre adultos, y que hay personas a las que les gusta practicarlo y a otras no. Si te pregunta y no le contestas, lo relacionará con "algo malo", pero seguirá sin saber de qué se trata y buscará la respuesta por otro lado, que tal vez serán fuentes poco confiables.

Pero también debes hablar de estas prácticas sexuales por motivos de seguridad y protección.

Es necesario enmarcar estas prácticas dentro de lo que es la actividad sexual porque puede darse el equívoco de que "sexo oral" no es sexo, lo que es una concepción completamente errada. Y sabemos lo extendida que está esta práctica entre adolescentes y los peligros que acarrea. Así que es mejor que tengan asimilado este concepto desde pequeños.

También el conocimiento los protege contra posibles abusos. Tu hijo debe saber que los besos en los genitales, o la introducción de dedos, el pene u objetos en su ano o vagina constituyen una forma de "tener sexo", y que no debe permitir que nadie lo bese o lo toque en sus partes íntimas, y que si alguien se lo propone o intenta hacérselo tiene que comunicártelo inmediatamente a ti y a todas las personas encargadas de su cuidado.

### *Orientaciones diferentes*

En párrafos anteriores, cuando les hablaba del mapa erótico, les expliqué qué significa orientación sexual. Es muy común que los chicos a esta edad, dado el nuevo proceso de socialización que están atravesando, estén expuestos a comentarios de tipo homofóbico que distorsionan y oscurecen una visión positiva y saludable de la sexualidad. Debes asegurarte de que tu hijo aprenda a respetar las diferencias y comprenda que, así como se forman parejas entre hombres y mujeres, también es natural y válido que haya hombres que aman a otros hombres y mujeres que aman a otras mujeres. Así le permitirás vivir libremente cualquiera sea la orientación que tenga, y estarás formando a un mejor ser humano, que se negará a discriminar y a mofarse de todos aquellos cuya única diferencia es la orientación sexual.

## De 9 a 12 años

Quiero empezar esta etapa compartiendo la anécdota de una querida amiga mía del colegio. Cuando tuvo su primera menstruación, su padre, don Carlos, se sintió muy entusiasmado: ¡ahora su hija se convertía en mujer! Y para festejar un acontecimiento tan trascendente no tuvo mejor idea que salir a la calle, botella de champagne en mano, para anunciarles la buena nueva a los vecinos a la voz de "¡¡¡A mi hija le cantó el gallo!!!" (una expresión antigua muy usual entre los campesinos de Puerto Rico para denominar la menstruación). Para mi amiga, la alegría exultante de su padre fue devastadora. ¡Se moría de la vergüenza! Obviamente, su papá lo hizo con la mejor de las intenciones: estaba feliz y quería compartirlo con todos. Pero lo que seguramente don Carlos ignoraba es cuán vulnerables y tímidos pueden ser los niños a esta edad.

Debemos estar preparados y prepararlos a ellos para el gran cambio que enfrentarán cuando entren en la pubertad, que de hecho es el mayor que han experimentado en sus cortas vidas.

Durante esta etapa, que denominaremos "adolescencia temprana", sus cuerpitos crecen con más rapidez que en cualquier otra etapa anterior, excepto cuando eran bebés. Y los papás y las mamás deben saber cómo acompañar y celebrar este gran cambio, que además de físico es emocional.

¿Y cómo hacemos para prepararnos y poder comunicarnos con nuestros hijos en esta importantísima etapa de sus vidas? Empecemos por saber qué es la pubertad.

### *¿Qué es la pubertad?*

Si miras el cuerpito de un niño o una niña de 6, 8 o 9 años que aún no ha entrado en la pubertad notarás que es casi igual al de un bebé, sólo que más alargado. Pero a partir de esta etapa no solamente se crece en altura, sino que los cambios son mucho más drásticos y significativos. Nada más revisemos la definición de pubertad: es el período de la vida en que el cuerpo infantil se transforma en un cuerpo adulto con capacidad de reproducción.

El motor de esta increíble transformación son las hormonas que segrega la glándula pituitaria, ubicada en la parte inferior del cerebro. En el caso de los varones, esas hormonas hacen que los testículos empiecen a elaborar testosterona y semen; y en el de las mujeres, incentivan la producción de estrógenos, preparando el cuerpo de la niña para comenzar la menstruación y embarazarse en un futuro.

*¿Cuándo comienza y cuánto dura?*

No todos entramos en la pubertad al mismo tiempo, así que habrá algunos chicos y chicas que lo hagan antes y otros después. En términos generales, las niñas se inician entre los 9 y los 10 años, mientras que los varones dos añitos más tarde, a partir de los 11 o 12. Pero estamos hablando de generalidades, y ya sabemos que las generalidades nunca abarcan a todos. Habrá niñas, por ejemplo, que tengan su primera menstruación a los 8, a la vez que otras la tendrán a sus 15 años.

La pubertad dura varios años, pero varía de persona a persona, según su cuerpo, su genética, las condiciones ambientales, etc. En los casos en que los cambios corporales se producen más rápidamente, puede terminar en sólo dos años; mientras que en otros, puede llegar a durar cinco.

*¿Es lo mismo pubertad que adolescencia?*

Generalmente hablamos de pubertad y adolescencia como sinónimos, pero debemos saber que no lo son. Cuando decimos "pubertad" nos referimos a los cambios físicos que llevan a la transformación de un cuerpo infantil en uno adulto con capacidad de reproducción. Pero denominamos "adolescencia" al período psicosocial que marca la transición entre la infancia y la adultez. En Estados Unidos, por ejemplo, se denomina *teens* (como sinónimo de adolescentes) a los chicos que tienen entre 13 y 19 años. No obstante, hoy los psicólogos tienen diferentes posturas acerca de cuándo termina la adolescencia, y algunos extienden esta etapa hasta pasados los 20.

*¿Qué cambios físicos debo esperar en mi hijo/a?*

Seguimos hablando de promedios y generalidades, pero veamos cuáles son las modificaciones físicas más importantes que enfrentarán tus niños. Después revisaremos cómo ellas repercuten en el aspecto emocional.

Los cambios físicos en los niños:

- Crecimiento repentino: ¡prepárate para hacer gastos en ropa! Lo que les compres hoy les quedará chico mañana. En su pico de mayor crecimiento los niños pueden aumentar más de diez centímetros en un año. Al terminar esta etapa habrán llegado o estarán llegando a su altura definitiva. Especialmente en el caso de los varones, habrá partes de sus cuerpos que crecerán antes que otras: primero las extremidades y luego el tronco, lo que les da ese aspecto un tanto desgarbado y genera torpeza en sus movimientos.

- Aparición de vellos en las piernas, las axilas, la zona púbica y el rostro: el crecimiento de pelitos donde antes no los había también es uno de los primeros signos de la pubertad. Al principio es escaso y lacio, pero luego se vuelve más oscuro, abundante y rizado.

- Cambios en la contextura: se ensanchan los hombros y aumenta la musculatura. Algunos chicos pueden notar crecimiento en las tetillas, pero es un aumento pasajero que desaparece al pasar la pubertad.

- Cambios en los órganos sexuales externos: el pene crece y se ensancha, los testículos se agrandan y también el escroto, que se vuelve más arrugadito y sueltito.

- Cambios en la voz: ¿sabes por qué cambia tanto la voz, especialmente en los varones? Los incómodos o graciosos gallitos (según si los padeces o los escuchas) tienen que ver con el crecimiento de la laringe y el engrosamiento de las cuerdas vocales. Así como las hormonas disparan el crecimiento y el desarrollo de las otras partes del cuerpo, también actúan sobre la laringe. En el caso de los varones no sólo se produce un cambio en la voz, sino que aparece la famosa nuez de Adán. Esto sucede porque la laringe, al aumentar de tamaño, adopta una posición inclinada, de manera tal que sobresale del cuello.

- Aumento de peso: durante la pubertad los niños crecen ¡y de qué manera! Este crecimiento puede convertirlos en seres insaciables que devoran todo lo que encuentran a su paso. Para garantizarles una buena alimentación que satisfaga sus necesidades energéticas asegúrate de proveerles básicamente comidas nutritivas y saludables.

- Aparición de nuevos olores: ¡y no precisamente los más agradables! Atrás habrá quedado el enternecedor olorcito a bebé para dar paso al clásico aroma "juvenil" que tanto padecen los maestros en las escuelas. Y esto sucede porque en la pubertad se activan las glándulas sudoríparas. Asegúrate de que tu hijo interiorice esta idea y se responsabilice por la rutina del baño. Probablemente ya tendrás que enseñarle a usar desodorante.

- Cabello y piel más grasosos: las glándulas sudoríparas no son las únicas que se activan, las sebáceas también lo hacen. De ahí que es muy normal que el cabello de los niños en la pubertad requiera más champú que antes y que pueda aparecer el clásico acné juvenil en el rostro, la espalda y el pecho, por lo que debes enseñarle a tu hijo a limpiar correctamente esas zonas. Por lo general el acné no pasa de unas cuantas espinillas o granitos, pero hay casos en que es mucho más virulento. En estas situaciones no dudes en consultar a un dermatólogo. Recuerda que el acné no sólo es molesto o deja cicatrices en el rostro, sino que puede causar profundas marcas en la autoestima.

- Poluciones nocturnas en los varones: cuando el niño entra en la pubertad comienza a experimentar emisiones nocturnas o lo que comúnmente se conoce como "sueños húmedos". Aparecen cuando los varones producen más testosterona y sus testículos empiezan a fabricar semen que contiene espermatozoides. Esta producción es constante, así que para dar cabida a los nuevos espermatozoides el cuerpo libera los que ya tenía almacenados. Esto es lo que se llama "eyaculación", y puede ocurrir de manera automática durante el sueño, a través de la masturbación o en una relación sexual. Las emisiones o poluciones nocturnas son completamente naturales durante la pubertad, un proceso fisiológico que los chicos no pueden evitar. En esta etapa, los niños también tendrán erecciones con mayor frecuencia, tanto de noche como de día.

Los cambios físicos en las niñas:

- Desarrollo mamario: el primer signo de que la niña está entrando en la pubertad es el crecimiento de sus senos, que al principio puede percibirse como un endurecimiento por debajo de la areola, llamado "botón mamario". Este botoncito aumenta su tamaño a medida que transcurren los meses. Consecuentemente crecerán los pezones y los senos. El tamaño final dependerá del cuerpito y de la genética de cada niña. En promedio, las chicas suelen tener su primera menstruación dieciocho meses después del desarrollo de los senos.

- Crecimiento repentino: en el caso de las chicas, el famoso "estirón" suele coincidir con la llegada de la primera menstruación y se da más tempranamente que en los varones, por lo que no es de extrañar que teniendo la misma edad ellas sean más altas.

- Aparición de vellos en las piernas, las axilas y la zona púbica: en algunas niñas también pueden salir pelitos muy finitos en la zona del bocio y crecerles las cejas.

- Cambios en la contextura y aumento de peso: los cuerpos de las nenas se vuelven más curvilíneos: no sólo les crecen los senos, sino que se afina la cintura y se ensanchan las caderas. Es natural que experimenten un aumento de peso debido al normal proceso de desarrollo.

- Cambios en los órganos sexuales: en las niñas es más difícil apreciar el desarrollo de los órganos sexuales internos, pero en esta etapa crecen tanto el útero como los ovarios. La vulva también experimenta cambios: los labios mayores y menores, así como el clítoris, aumentan de tamaño.

- Aparición de nuevos olores, cabello y piel más grasosos: en las chicas, al igual que en los varoncitos, también se activan las glándulas sudoríparas y las sebáceas. En general ellas se resisten al baño menos que los varones. No obstante, al principio de la pubertad y hasta que se haga el hábito, recuérdale el uso del desodorante. En cuanto al acné, las niñas suelen querer cubrirlo con maquillaje (generalmente el de la mamá, que no es el más apto para cutis juveniles) o se aprietan los granitos. Enséñale que no son buenos hábitos, ya que le quedarán marcas, y siempre recurre al dermatólogo.

- Llegada de la menstruación: en las niñas se presentará la menstruación. Es sin duda la evidencia física más contundente del comienzo de esta etapa. Prepara a tu hija para este momento, explícale en qué consiste el proceso, enséñale cómo higienizarse durante esos días y evalúa las mejores opciones de protección, ya sean toallitas o tampones. Avísale, sin alarmar, que es posible que los días previos a su regla sienta hinchazón en el abdomen, en los senos, y tal vez alguna incomodidad en la zona de los ovarios. Recuerda y dile a tu niña que la menstruación no es una enfermedad, y que no hay razón para que no lleve una vida activa y completamente normal durante los días en que tiene su período. Los ciclos menstruales al principio pueden ser irregulares, e incluso podrían pasar uno o dos meses sin que le venga la regla, o tenerla dos veces en un mismo mes. Con el paso del tiempo se volverán más regulares, y se presentarán con una frecuencia que varía de mujer a mujer, de veintiséis a treinta y dos días.

### *Cambios emocionales y sociales*

Los cambios físicos que atraviesan los niños a esta edad no son fáciles de digerir, pues implican mucho más que crecimiento en altura. Hay modificaciones hormonales importantes que acarrean una diferenciación más marcada entre los géneros y la posibilidad biológica de reproducirse. En definitiva, señalan el fin de la infancia y el comienzo del largo y difícil camino hacia la adultez. Es una auténtica metamorfosis, que no sólo ocurre en el plano físico sino a nivel emocional y social. Veamos cuáles son los cambios más comunes:

- Aumenta el interés con respecto a la sexualidad y se genera ansiedad alrededor de la masturbación: ¿recuerdan que hasta ahora habíamos hablado de autoestimulación? Pues llegó el momento de que hablemos de masturbación, porque en esta etapa empieza a haber un pensamiento erótico en los chicos, con las fantasías que ello implica. La masturbación ahora es un comportamiento mucho más frecuente, tanto en varones como en niñas. Y es absolutamente normal que sea así.

- Excitación alternada con timidez e inseguridad: los cambios anímicos de los púberes van de las risas a los gritos y los deseos de llamar la atención, pasando por largos encierros en su habitación o episodios de mucha timidez y hosquedad.

- Mayor interés por las personas que les atraen: ahora los chicos sienten fuertes atracciones y empiezan a enamorarse y a idealizar. Es muy común que intenten esconder sus sentimientos por vergüenza y timidez.

- Están más atentos a la mirada del otro: las modificaciones en esta etapa, para la mayoría de los chicos, son contundentes. Perciben que "los otros" los miran diferente, generalmente poniendo el énfasis en sus cambios físicos. Comentarios como "¿qué talla de sostén ya estás usando?" pueden ser muy molestos para una nena que está tratando de asimilar el crecimiento de sus senos; así como puede avergonzar a un niño que le preguntemos por "esas pelusas que tienes en la cara". Antes de hacer comentarios, hagamos el ejercicio de ponernos en los zapatos de los chicos: si has engordado unos kilitos y no estás muy a gusto, ¿cómo te caería que todo el tiempo la gente te hiciera observaciones del tipo "¡qué rozagante luces!", "se nota que te gustan los dulces" o "¿estás embarazada?"? Es una sensación incómoda, ¿verdad? Con los chicos a esta edad sucede algo similar. Ellos ya tienen que lidiar bastante con sus cambios como para que constantemente se los recordemos con comentarios invasivos. También la mirada del "otro" ahora puede estar sexualizada y cargada de erotismo, especialmente hacia las niñas. Esa mirada puede generarles fantasías, vergüenza, culpa, excitación. Cualquiera que sea su sensación, lo cierto es que no serán indiferentes a ella. Por eso es importante que lleguen a esta edad sabiendo que pueden comunicarse contigo y hablar de todos esos temas que les generan curiosidad o los perturban.

- Tapar o exhibir sus cambios corporales: ¿recuerdan a esa niña de la escuela que caminaba como una viejita toda encorvada o a la chica más popular que se ajustaba su cintura para marcar bien sus curvas? Son dos comportamientos posibles en esta etapa. Mientras algunos hacen de todo para esconder los cambios que perciben en sus cuerpos, otros desean exhibirlos de manera abierta. Eso depende de cada niño, de la naturalidad con que asuma estos cambios, y de la aprobación que reciba de sus pares. En cualquiera de los casos, la labor como padres es reforzar continuamente que los cambios en el cuerpo son normales y que es positivo que los tengan, todo esto acompañado del mensaje de que en efecto se están despidiendo de una gran época: la infancia, pero que la recompensa viene de la mano de la pérdida: están creciendo y ganando independencia.

- Actitud defensiva: en esta etapa los chicos están mucho más susceptibles a los errores, a todo aquello que pueden considerar "fracasos". Esto hace que tengan una actitud más defensiva, que sea más difícil hablar con ellos, que nuestros comentarios les molesten y que se sientan "atacados".

- Tendencia a socializar más: ahora los chicos tienen más fiestas, se reúnen más con sus amiguitos, y algunos empezarán con los famosos "bailes", donde comienzan a interactuar con el sexo opuesto. Y con ello, además de la excitación y las emociones naturales, vienen el temor al rechazo y las inseguridades. Si no, recuerden ese primer bailecito a sus once años, adonde llegaron muertos de miedo porque temían que nadie quisiera bailar con ustedes. El deseo de gustar, de ser aceptados, se hace más imperioso a esta edad, y repercute en la autoestima y en la manera en que los chicos ven y asimilan (positiva o negativamente) los cambios que se producen en sus cuerpos. Es el momento de reforzar la confianza de tu hijo, acompañarlo en sus cambios, entendiendo sus temores, ayudándolo a querer y a respetar su cuerpo y, sobre todo, a valorarse por ser quien es.

*Sobre la imagen corporal*

Debemos comprender que para nuestros hijos la pubertad es un duelo que implica despedirse de la infancia para entrar en una etapa que los conducirá hacia la adultez. Ahora los chicos se encuentran ante un cuerpo que desconocen, que es diferente. Son cambios que no pueden controlar. Y algunos pueden manifestar su rechazo ante éstos tratando de "mantener el control" sobre algo donde sienten que sí pueden ejercer su voluntad: la comida.

Si a esta etapa tan cambiante desde el punto de vista físico y de tanta turbulencia hormonal y emocional le añadimos que en la pubertad están mucho más atentos a "la mirada del otro" (y no es ninguna novedad que hoy por hoy esa mirada impone modelos estereotipados, y por lo tanto irreales, de belleza), encontramos dos de los principales ingredientes para que aparezcan trastornos alimentarios: inseguridad individual y presión social.

Si bien no soy experta en este tema, sé que no puedo dejar de mencionar esta problemática en este capítulo. Cuando los chicos sienten que no encajan en los rígidos modelos de belleza se les hace mucho más complicado aceptar sus nuevos cuerpos y quererlos. Y si no los quieren, difícilmente los cuidarán de manera correcta. Como sabemos, una cosa lleva a la otra. Si está a disgusto con su imagen corporal puede tener problemas de autoestima, y esto afectará su desarrollo psicosexual.

No saben la cantidad de mujeres adultas (y también hombres)

que durante mis años como sexóloga me han consultado sobre su imagen corporal, y cómo la disconformidad con sus cuerpos no les permite relacionarse de manera plena con sus parejas.

Por una cuestión de salud física y mental es vital que ayudemos a nuestros niños primero a comprender estos cambios, y paralelamente a aceptarlos y amar lo que ahora son. Es muy importante la comunicación que tengamos con los chicos, para que puedan expresarse y nos cuenten cómo viven estos cambios, de manera tal de darle a la pubertad un significado sano, de disfrute y de celebración.

## De 13 a 16 años

Ubicada entre la adolescencia temprana y la adolescencia tardía, la adolescencia media va de los 13 a los 16 años en las chicas y de los 14 a los 17 años en los varones. Es la etapa más crítica de la adolescencia, la etapa del típico *teen* al que le apesta la vida, que no quiere a nadie... o por lo menos a nadie en casa.

En este momento se inicia con más intensidad una de las características típicas de la adolescencia, que es la búsqueda de la independencia y la identidad propias. Sus grupos de amistades se van definiendo y se convierten en algo fundamental, porque esta relación con los amigos también va a ayudar a la identificación propia. Es el momento en el que aparecen los grupos prototípicos, porque en ese intento de marcar el propio camino los rasgos se marcan con la intención de diferenciarse del resto. Y si bien los padres parecen resultar las personas más indeseadas para ellos, es muy importante que funcionen como guías, que estén abiertos a discutir lo que deseen y necesiten y en los modos en los que lo deseen y necesiten, siempre a una distancia prudencial.

Los adolescentes medios suelen ser bastante narcisistas, creen que el mundo gira alrededor de ellos. Hay una idea persistente de que el mundo está en contra de ellos y sus dramas se ven magnificados. Por ese motivo, en esta etapa es cuando más casos de depresión, ansiedad y trastornos alimentarios vemos. Sí, nadie dijo que fuera un momento fácil, pero les prometo que se sobrevive.

En relación con el sexo, y muy de la mano de esta ansia de identificación e independencia, es la etapa en la que se define con mayor claridad la orientación sexual, la etapa de los primeros enamoramientos reales. Y por eso mismo, el momento en el que las relaciones interpersonales y sexuales se vuelven más importantes. Esto no quiere decir necesariamente que tu hijo o tu hija tenga relaciones sexuales durante esta etapa, pero sí que va a empezar a preparar el camino hacia esa primera vez.

La sexualidad es compleja, eso lo sabemos todos. Por ese motivo a mí siempre me llama la atención que las charlas de educación sexual en escuelas estén tan orientadas a lo meramente biológico y no a todo lo que envuelve el sexo. En general les muestran a los alumnos que están en esta edad cuestiones relacionadas con los aparatos reproductivos y con los errores terribles en los que puede incurrir uno si no se cuida (imágenes de fetos, de enfermedades venéreas), pero no se habla de lo delicioso que se siente, del placer, de los deseos, del ser humano como ser deseante, de cómo nos define el sexo. Y eso es algo que creo que los padres tendrían que tratar de conseguir: ofrecer un panorama total y completo de la sexualidad.

A veces esto se vuelve muy difícil porque en las sutilezas de nuestro discurso se pueden filtrar algunas ideas complicadas, demasiado arraigadas. Por eso es importante mostrar con nuestro ejemplo de qué se trata el sexo. Por supuesto que esto no quiere decir que voy a mostrar cómo tener relaciones sexuales; hablo de todas las aristas, del modo en el que tratamos a nuestra pareja, del modo en el que hablamos del otro sexo, del propio. Para dar un ejemplo, si como mamá te la pasas hablando de lo malos que son los hombres, de lo infieles, mentirosos y terribles que son, tus hijos van a asimilar esta información y asumir que, como varones, deben ser infieles, y que, como niñas, deben aceptar que les pongan los cuernos. Entonces, estén muy atentos a los modos en los que van haciendo estas representaciones, porque aunque no parezca, ¡nuestros hijos aún nos escuchan!

En relación con el género y el sexo en esta etapa, se está dando un cambio radical y bien chévere que vengo viendo desde hace un rato en las consultas y los comentarios que me llegan a través de mi web, Universo Alessandra: hoy en día los adolescentes están viviendo con una naturalidad absoluta y maravillosa la diversidad en términos de orientación sexual e identidad de género entre sus compañeros de escuela. Escuché muchos comentarios del tipo "tal amiga que antes salía con Juan ahora está saliendo con Carolina", algo que en la época en la que yo era adolescente hubiera sido un total escándalo entre mis amigas. Normalizar, entender y celebrar la diversidad ayuda a nuestros hijos y a nosotros mismos a ser mucho más abiertos, tolerantes y sobre todo, más libres.

Antes de entrar en el terreno de los tips, me gustaría presentarles una lista de temas, una especie de guía de cuestiones que estaría bien tratar en esta etapa. Por supuesto que se pueden agregar cuantos temas deseen, pero creo que éstos son los fundamentales. Les propongo los títulos y que ustedes desarrollen de acuerdo con sus preferencias, conocimientos, orientación religiosa, sexual, y su cultura particular: orientación sexual; identidad de género; uso de alcohol y drogas; iniciación de juegos sexuales: individualmente, en pareja o en grupos; límites sexuales; protección; citas y salidas; enamoramiento; enfermedades de transmisión sexual; el amor; hostigamiento sexual; violencia sexual; violaciones.

Ahora sí, algunos tips:

- *Sean padres preguntables.* La meta acá es que los chicos sientan contención y sobre todo que sepan que ustedes entienden por lo que están pasando. La adolescencia es una mezcla compleja de sentimientos bastante desagradables (¡agradables también, pero...!), hay mucha confusión, vergüenza, curiosidad. Háganles entender que es esperable que metan la pata, que hagan algunas cosas mal, pero que en definitiva no importa. Que ésta es la etapa de tropiezos, que aquí estamos para guiar, dar información ¡y que los queremos igual y siempre!
  Plantear la situación en términos de "siéntate, vamos a hablar sobre sexo" me parece una mala idea. Una buena estrategia para empezar es hablar de temas que no tengan que ver directamente con sexo. Integren la vida cotidiana, debatan cómo los medios de comunicación muestran los temas de sexualidad, incluyan en sus conversaciones temas diversos desde el lugar filosófico. De este modo los adolescentes no se sentirán directamente interpelados y es probable que estén más dispuestos a discutir y mostrar su posición y sus ideas.

- *Manténganse informados.* Como adultos, como padres, como educadores, es bien importante que estén lo más informados posible. Utilicen la terminología correcta para explicarles a los chicos todo lo que puedan. Si no saben algo, explicítenlo pero busquen la respuesta para poder seguir esa conversación.
  Además de mantenerse al día sobre temas de sexualidad, es importante que estén informados sobre la cultura *teen*

del momento, sobre el contexto en el que está y se mueve su hijo. Es difícil e implica un trabajo muy activo por nuestra parte, pero es importante que entendamos cómo funciona ese código, para que sea más fácil la comunicación.

- *Escuchen.* Escuchen las preguntas, los cuestionamientos, los puntos de vista de sus hijos. En la adolescencia media es cuando los chicos más buscan diferenciarse de sus padres. Muy probablemente vaya a haber cuestionamientos, retos a algunas ideas, sobre todo a las más conservadoras. Es importante que puedan escuchar ese otro punto de vista y entablar un diálogo. Este ejercicio tan difícil de escuchar y de responder de acuerdo con lo que recibiste es lo que en última instancia va a ayudar a que desarrollen su pensamiento crítico.
  Tienes que estar dispuesto a la pregunta incómoda, a la charla, porque es tu labor como padre asistir y dirigir a ese joven y destrabarle cualquier duda que pueda tener. Y no se olviden de hablar de las cualidades importantes de la pareja, del amor, de la decisión de estar con alguien. Escuchen expectativas y sueños a futuro. El resultado de todas estas charlas son herramientas que nuestros hijos van a tener por el resto de sus vidas.

- *Hablen del placer del sexo.* Como decía, es mucho más habitual que en las charlas de cuidados sexuales que se imparten en escuelas se afronte el tema del sexo como una práctica y capacidad, ante todo, biológica. Y es así, pero lo que nos diferencia de los demás animales es nuestra posibilidad de recibir placer, de tener sexo porque nos causa satisfacción y no exclusivamente para reproducirnos. Está comprobadísimo que las problemáticas en países que tienen educación sexual integrada desde más temprano bajan drásticamente. Y aquellos adolescentes que están mejor informados, que saben por ejemplo que su cuerpo se puede sentir riquísimo y experimentar orgasmos, porque su cuerpo fabuloso les hace sentir esa ricura, son adolescentes más seguros de sí mismos, más abiertos a charlar de las cosas y más libres.

- *Adviertan sobre los cuidados tanto anticonceptivos como de barrera que deben tener.* En esta etapa se está desarrollando mucho el intelecto. Los adolescentes que hasta hace poco tiempo eran pensadores concretos empiezan a tener la capacidad de pensar en abstracto, planificar y tomar decisiones. Ése es el camino hacia la adultez y el camino que les va a enseñar a tener conciencia de las consecuencias de sus actos. Cuánto más grandes sean al momento de iniciarse sexualmente, mejor preparados van a llegar.
  Hoy en día los *teens* siguen mucho más preocupados por los embarazos no deseados que por la transmisión de enfermedades sexuales. Uno de mis lemas es que el sexo es esencialmente placentero, pero sólo puede ser placentero si uno es responsable. Si uno no toma las medidas adecuadas, no va a poder disfrutarlo porque se va a estar preguntando constantemente si no acaba de contraer una enfermedad por no haber usado condón o si no quedó embarazada porque se olvidó de tomar la pastilla anticonceptiva. Éste es un mensaje fuerte y poderoso para muchos adolescentes. Pero para eso hay que validar, educar y contar las bondades de lo ricos que son el sexo, la masturbación, la fantasía, la atracción, de lo lindo que es tocarse y descubrirse. Ante

una información completa, uno pone contexto, parámetro y un poquito de vida real.

- *Adviertan sobre los cuidados que hay que tener en las redes sociales.* En esta época de celulares y redes sociales, en la que prevalece el sexting y se pueden compartir materiales e imágenes subidas de tono por medio de los dispositivos móviles, es muy necesario que hablen con sus hijos sobre la importancia de preservar la privacidad y las leyes respecto del envío de material erótico entre adolescentes. Podrían no saberlo y estar incurriendo en un acto criminal si manejan imágenes explícitas propias o de otros adolescentes. Háblenles, además, sobre la confianza que deben tener con la persona con la que vayan a iniciar una conversación de esta naturaleza y aconséjenles que se cuiden siempre.

- *Repasen sus valores religiosos y su implicancia en la sexualidad.* Es importante que se hable y se discuta sobre cuáles son los valores religiosos en términos de sexualidad al interior de una familia. Cómo manejar las creencias religiosas, que muchas veces pueden entrar en conflicto. Y si hay o no hay congruencia. No hay que tener miedo de que los mensajes sean conflictivos. Es bueno discutir con tus hijos adolescentes las incongruencias que a veces se suscitan entre sexo y creencias.

## De 17 a 19 años

El tramo final de la adolescencia es lo que se conoce como adolescencia tardía y va, en las chicas, de los 16 a los 19 años, y en los varones se da entre los 17 y 19. En esta etapa, el cuerpo se sigue desarrollando y, en general (aunque puede crecer un poco más hasta los 21), el ser humano alcanza su tamaño adulto.

Ésta es la etapa en la que el promedio de los habitantes americanos inicia su actividad sexual. En Estados Unidos la edad promedio de iniciación sexual es entre los 17 y los 18 años, y en Latinoamérica, entre los 16 y los 17.

Entre la adolescencia media y la tardía se alcanza también el desarrollo absoluto en términos de pensamiento concreto, de planificación, de comprensión de las cosas, de mentalidad a largo plazo, de entendimiento de las consecuencias. Esto hace que sean mucho más responsables al momento de cuidarse, de comprender las relaciones de pareja y el lugar que ocupan.

Es también en este momento que termina de cuajar la identidad propia, se definen las identidades de género, se empiezan a preparar para mudarse solos, para realmente independizarse. Este breve tramo es el exacto pasaje del fin de la adolescencia al principio de la adultez.

Y es una etapa milagrosa (¡también —o sobre todo— para los padres!) porque tiende a mejorar esa relación. De a poco se regresa a la normalidad, o al menos se empieza a convertir en la relación que ese adolescente tendrá con sus padres durante la adultez.

Por último: si hasta este momento no encontraron el momento para hacerlo y piensan que ya es tarde para hablar con sus hijos, no se preocupen. ¡Nunca es tarde! Y seguro que todavía les quedan muchas cosas por discutir. Aun cuando ya se hayan iniciado sexualmente, del sexo y la vida seguimos siempre aprendiendo. Nunca es demasiado tarde.

# ¡Gracias!

A mis papás hermosos, José y Ginette: ¡GRACIAS por ayudarme a construir alas para volar! Ustedes son TODO, los amo.

A mis hermanos Carla y su esposo Ricardo, y José y su esposa Alicia, cómplices de toda una vida repleta de aventuras. *Love you so very mucho!*

A mis sobrinos Lucas, Valeria, Daniela, Camila, José e Isabella, que me hacen la Titi más feliz del mundo. ¡Los amo con locura!

A mi equipo PowWow y a las editoras de Penguin Random House (Florencia, Manuela y Magalí), ¡no puedo creer que logramos el quinto! Gracias por creer en mí, apoyarme y hacer este proyecto posible. Respeto, admiración y cariños por siempre.

A las hermanas que me regaló la vida: Kathia, Jules, María del Carmen, Jess, Belle, Vero, Anita, Lau y la pequeña Oli: ¡qué lindo acompañarnos a través de tantas etapas! Novios, corazones rotos, carreras, mudanzas, maridos, giras, hijos, aventuras, muchas copas y más risas. Las adoro.

Especial agradecimiento a estas amorosas almas caritativas que compartieron ideas y vivencias conmigo para lograr este proyecto: Lola Montilla, Vero Lorca, Vittorio Bonventre, Vale, Nani y Lu. Me honraron con su confianza y total buena onda. ¡Muchísimas gracias!

A todo mi público, al que además dedico esta publicación: GRACIAS por depositar su confianza en mí durante tantos años, por seguirme en cada paso, por apoyar cada emprendimiento, por el amor que me regalan, por iluminar mi camino con toda su luz. Gracias, gracias, gracias. Los amo por siempre.

**ALESSANDRA RAMPOLLA**

Nació en San Juan, Puerto Rico, en 1974 y es la sexóloga más famosa e importante de América Latina. Se dio a conocer en la televisión con los programas *Confidencias* e *Íntimamente Alessandra*, entre otros, de la cadena internacional Cosmopolitan TV. También condujo los legendarios ciclos *Alessandra, tu sexóloga* y *Atrévete con Alessandra* en importantes medios de habla hispana como Canal 13 (Argentina), Latina (Perú) y La Sexta (España); *Doctora Amor* para la cadena Telemundo NBC/Universal (Estados Unidos y Puerto Rico); *Sex Hospital* para Discovery Networks (Reino Unido); y los exitosos *Alessandra a tu manera, Escuela para maridos* (*Argentina, Colombia,México* y *LATAM*) y *Escuela para suegros* para Fox Latin American Channels.

El revolucionario *Confidencias* fue galardonado con el Premio INTE 2004 al Mejor Programa Estilo de Vida y con el Martín Fierro 2005 al Mejor Programa Femenino; Alessandra, nominada al Premio Martín Fierro 2006 por su conducción en *Íntimamente Alessandra*; *Alessandra a tu manera*, premiado con el Martín Fierro 2007 al Mejor Programa de Servicio; *Escuela para maridos Argentina* recibió el Martín Fierro 2016 al Mejor Programa de Juegos, Entretenimiento o Reality; y *Escuela para maridos Colombia* ha sido recientemente nominado al prestigioso Emmy Internacional 2017 en la categoría Programa de Entretenimiento sin Guión.

Alessandra recibe miles de visitas y consultas diarias de sus más de dos millones de seguidores a través de su web oficial y sus populares plataformas en redes sociales.

www.universoalessandra.com UniversoAlessandra
@alessarampolla @alessarampolla